Short-Term Psychoanalytic Psychotherapy
for Adolescents with Depression
A Treatment Manual

青少年抑郁症治疗手册
——短程精神分析心理治疗

［英］Jocelyn Catty 主编

［英］ Simon Cregeen，Carol Hughes，Nick Midgley 著
Maria Rhode，Margaret Rustin

曾 林 汪智艳 译
王 倩 审校

中国轻工业出版社

图书在版编目（CIP）数据

青少年抑郁症治疗手册：短程精神分析心理治疗/
（英）西蒙·克雷格恩（Simon Cregeen）等著；曾林，
汪智艳译. —北京：中国轻工业出版社，2020.3（2024.5
重印）

ISBN 978-7-5184-2653-9

Ⅰ. ①青… Ⅱ. ①西… ②曾… ③汪… Ⅲ. ①青
少年－抑郁症－诊疗－手册 Ⅳ. ①R749.4-62

中国版本图书馆CIP数据核字（2019）第300403号

责任编辑：刘 雅 责任终审：杜文勇
策划编辑：戴 婕 责任校对：刘志颖 责任监印：吴维斌

出版发行：中国轻工业出版社（北京鲁谷东街5号，邮编：100040）
印 刷：三河市鑫金马印装有限公司
经 销：各地新华书店
版 次：2024年5月第1版第6次印刷
开 本：710×1000 1/16 印张：14.75
字 数：144千字
书 号：ISBN 978-7-5184-2653-9 定价：56.00元
读者热线：010-65181109
发行电话：010-85119832 010-85119912
网 址：http://www.chlip.com.cn http://www.wqedu.com
电子信箱：1012305542@qq.com
版权所有 侵权必究
如发现图书残缺请拨打读者热线联系调换
240630Y2C106ZYW

译 者 序

循证实践正在为心理健康（及其他）专业人员提供一种新的工作选择——成为"循证从业者"（Olsson，2007），即在实践中应用研究证据并进一步发掘之，而不是从研究中提炼证据直接用于临床，因为并不存在"无涉情境的"内隐知识模型，可以被简单地从研究成果"直译"到临床实践中，临床工作者需要更多的情境化经验和更加地审时度势（Gray，2006）。

近年来，将循证医学的理念转化为临床实践的种种途径都暗示着两者之间可能的线性转化模型，"传播""扩散""翻译""知识转化""转运能力"都被用于描述这一过程的不同组分。理想的循证从业者总是能够将个人的临床经验与最佳的研究证据相结合，同时参考病人的价值观、偏好与期望（Graham，2006）。

抑郁症一直是困扰精神卫生服务和临床心理治疗界的难题，2019年的流行病学调查显示，抑郁症的患病人数和终身患病率均居于精神障碍类疾病前列，同时又存在识别率低和规范治疗率低的问题，要解决这些问题，临床工作者需要能够明晰地分辨他们所实施的各类干预策略是如何取得疗效的。

本书提及了包含五大要素的抑郁心理动力性整合模型，涵盖了抑郁症的主要心理动因，为"手册化"治疗提供了基础；同时对青少年抑郁症和成人抑郁症进行了区分，并着重考虑了青少年的发展模型，包括身份认同、个体化、俄狄浦斯冲突以及青少年的群体影响；本书还将心理动力学原理和依恋理论相结合，并且吸收了家庭治疗中的系统性思维方法，为青少年抑郁症的心理干预献上了一份厚实的治疗指南。

本书概要而全面的阐释，将刷新读者对精神分析取向心理治疗的印象，精神分析取向治疗同样可以简明、循证和结构化。作为国际精神分析协会（International Psychoanalytical Association，IPA）的一名精神分析师，我对于协调翻译工作，将这本极具操作性的青少年抑郁症治疗手册付印，并见证纯粹分析以新的方式与循证指导下的临床实践相互回响，感到非常欣喜。

在审校过程中，我不止一次地为作者们细致入微的思考和严谨求实的态度所感动，感谢曾林、汪智艳两位译者精准细腻的笔触。我们向一线临床实践工作者奉上反复斟酌的译本，希望呈现出精神分析一脉新的气象，供大家品评鉴赏。

王 倩

中国心理卫生协会理事

青年工作委员会副主任委员

《中国精神分析与心理治疗》杂志副主编

关于原著编辑和作者

Jocelyn Catty 是英国南伦敦儿童与青少年心理健康服务机构（Child and Adolescent Mental Health Service, CAMHS）的一名儿童与青少年心理治疗师，同时也是个人执业的成人心理治疗师。她是英国塔维斯托克中心（Tavistock Centre）博士项目的首席研究员，"塔维斯托克临床系列"（Tavistock Clinic Series）的编辑之一。她曾在伦敦的圣乔治大学担任心理健康高级研究员，研究方向是治疗联盟。她在社会精神病学、心理治疗和英语文学领域发表过论著。

Simon Cregeen 是英国曼彻斯特与索尔福德 CAMHS 及英国国家健康体系（National Health Service，NHS）基金会曼彻斯特中心的儿童与青少年心理治疗主管，同时也是利兹市儿童与青少年心理治疗北部学校博士项目的临床导师。他感兴趣的工作领域有家长伴侣、被看护的儿童与年轻人、收养家庭以及他们的支持网络。他曾发表过很多论文。

Carol Hughes 现已退休，她曾长期担任 NHS 和社会关照机构的儿童与青少年顾问心理治疗师。她曾在伦敦、肯特和剑桥的教学医院和 CAMHS 临床机构工作过很多年。她是"使用精神分析和认知疗法改善心境（Improving Mood with Psychoanalytic and Cognitive Therapies，IMPACT）"

实验的短程精神分析心理治疗（Short-Term Psychoanalytic Psychotherapy，STPP）指导小组的创始成员之一。

Nick Midgley 是英国心理治疗基金会/安娜·弗洛伊德中心儿童与青少年心理治疗博士项目的学术课程主任，伦敦大学学院临床教育与健康心理学研究部的客座教授。他曾编辑和撰写了很多专著，包括《儿童心理治疗与研究》（*Child Psychotherapy and Research*，2009）、《照料儿童》（*Minding the Child*，2012）以及《阅读安娜·弗洛伊德》（*Reading Anna Freud*，2013）。目前他正在参与多个与儿童，尤其是寄养机构中的儿童的治疗需求相关的研究项目。

Maria Rhode 是塔维斯托克临床中心和东伦敦大学儿童心理治疗的荣誉退休教授。她曾是《儿童的精神病状态》（*Psychotic States in Children*，1997）、《自闭症的多重面貌》（*The Many Faces of Autism*，2004）以及《看不见的边界：儿童与青少年的精神病与自闭症》（*Invisible Boundaries: Psychosis and Autism in Children and Adolescents*，2006）的编辑之一，也是《儿童抑郁：心理治疗的位置》（*Children Depression: A Place for Psychotherapy*，Ed. J. Trowell，2012）的撰稿人。她目前正在开展一个针对有交流困难的学步儿的早期干预项目。

Margaret Rustin 是一名儿童、青少年及成人心理治疗师，英国精神分析协会成员。在1985—2007年期间，她曾担任塔维斯托克临床中心儿童心理治疗部主管，并在欧洲及其他地区开展深入的教学活动。她是《被细心观察的婴儿》（*Closely Observed Infants*，1989）的编辑之一，且始终对儿童心理治疗中观察性的根基保持着浓厚的兴趣。她曾撰写过许多关于儿童心理治疗的书籍和论文，还曾与 Michael Rustin 合著过两本关于精神分析理念应用于文学领域的书。她近期的专著是与 Simonetta Adamo 合编的《幼儿观察：婴儿观察理论与方法的发展》（*Young Child Observation: A Development in the Theory and Method of Infant Observation*，2014）。她与 Michael Rustin 合著的《阅读克莱因》（*Reading Klein*）于 2017 年作为"精神分析新图书馆系列"之一出版。她目前仍在个人执业并持续为很多儿童心理治疗师提供督导。

致　　谢

　　我们由衷地感谢 Ian Goodyer 以及 IMPACT 实验的主要研究者们，感谢他们支持本手册的原始版本发展成型，也感谢他们允许本手册的修订版出版，还要感谢他们为我们提供了机会参与研究。本手册的关键部分（尤其是第一章、第三章和第四章）受到了 Judith Trowell 与 Maria Rhode 合著的一本未发表的治疗手册的启发，并且我们也从中汲取了一些内容，他们这本手册曾在早期一项治疗儿童抑郁症的研究中使用过（Trowell et al., 2017）。

　　为了将本手册付诸出版，我们从所有在 IMPACT 实验中工作的儿童心理治疗师和督导那获得了大量的反馈。我们特别受惠于 Rajni Sharma 和 Jannie Hollins，他们贡献了关键的临床经验和宝贵的思考，以及我们也特别受惠于一些治疗师，他们参与由作者们组织的会面并分享了他们的经验，这些会面通常长达一整天。Yael Yadling 提供了无价的学术协助。

　　我们还由衷地感谢"精神分析发展系列"的编辑 Peter Fonagy、Mary Target 和 Liz Allison，以及"塔维斯托克临床系列"的编辑 Margot Waddell 和 Jocelyn Catty，感谢他们对本手册的出版所做的工作。我们还大大地受益于英国儿童心理治疗师协会（Association of Child Psychotherapists, ACP），他们不仅十分鼓励支持本手册的出版，而且还是手册中所描述的 STPP 模型的促成者。ACP 的 STPP 执行团队，一直致力于向整个英国推广介绍 STPP，他们的工作由 Rajni Sharma 领导，并得到儿童与青少年心理治疗北方学校的支持。

最后，我们要把最诚挚的谢意献给参与 IMPACT 实验的年轻人和他们的家庭，他们给了我们最为重要的反馈：他们参与 STPP 的体验。

Simon Cregeen, Carol Hughes, Nick Midgley,

Maria Rhode 和 Margaret Rustin

原著编辑序

这本针对青少年抑郁的短程精神分析心理治疗手册凝聚了很多人的努力：IMPACT 实验的主要研究者们，该实验是由 Ian Goodyer 和我们中的两位（Peter Fonagy 和 Mary Target）领导的；儿童心理治疗师们，他们作为年轻人的治疗师或临床工作督导参与到研究中；当然，还有手册的写作团队，这些人同时也是研究中的精神分析工作的指导团队，包括 Simon Cregeen、Carol Hughes、Nick Midgley、Maria Rhode 和 Margaret Rustin。

从一开始，IMPACT 实验就是英国精神分析儿童心理治疗专业领域的一种合作性投入。手册的作者、参与研究的治疗师以及手册本身，代表了这些精神分析儿童心理治疗师们所开展的广泛临床工作，其中包括后克莱因学派、安娜·弗洛伊德学派和独立学派。这项研究也代表了英国不同地方的临床儿童心理治疗工作，它们分别在伦敦、东安格利亚和曼彻斯特同时开展。参与本研究的儿童心理治疗师均为英国儿童心理治疗师协会成员（相关细节请见本书后记）。

作为"精神分析发展系列"和"塔维斯托克临床系列"的编辑，我们很高兴作为合著者来发布这本书。长久以来，这两个系列的书为儿童、青少年及成人的精神分析和精神分析心理治疗领域，做出了临床、理论和研究文献上的贡献。"精神分析发展系列"突出精神分析的前沿进展，试图对意义和解释进行系统性和学术性的探索，以补充现今遗传学和神经科学方面的新知识，同时也从科学、哲学和文学探求方面，丰富了对心灵的精神分析理解。同样，多年以来，"塔维斯托克临床系列"也使临床中心（现为塔维斯托克和波特曼 NHS 基金会）最有影响力的临床和实证方法得以传播，从个人和家庭两个层面，在儿童、青少年及成人心理障碍的理解和治疗方面，发布最新观点。

　　作为一本治疗手册，本书无疑对短程精神分析心理治疗的研究和临床工作都有所贡献。它不仅对儿童和年轻人严重抑郁的本质和源头进行了细致的思考，也从理论和实践层面对精神分析儿童心理治疗师的工作进行了详细描述。正如 Anne Alvarez 所言，本书"并不仅仅是一本手册"，它对"心理治疗这门'艺术的科学'做出了贡献"。

2016 年 7 月于伦敦

前　言

　　这本手册支持对抑郁的年轻人使用短程精神分析心理治疗，它诞生于一个研究项目——IMPACT实验——对此类手册的需求（Goodyer et al.，2011）。这项研究为有经验的儿童与青少年心理治疗师提供了一个机会，使他们可以在一个研究项目中对临床实践的本质进行思考。它是一种针对青少年抑郁症的有时限治疗，治疗师们会被随机分配到三种不同的治疗模式中。治疗模型的相关工作既有趣又充满挑战。我们一致认为，手册应当尽可能地以一周一次的心理治疗模型为基础，还应包括并行的父母和支持网络工作。我们中有两人早先曾参与过由Judith Trowell（Trowell et al.，2007）领导的一项研究，这一工作在方法上给予了我们重要的信息。它尤其提醒我们，要关注临床工作者在此过程中产生的巨大焦虑；并让我们相信，为治疗师提供大量的临床督导是非常必要的。对于治疗师而言，以下所有因素都是不可避免的焦虑源：参与一项重要的研究项目，要对会谈进行录音，研究小组的持续干预，高抑郁水平和高风险水平的患者会被转介到IMPACT，以及治疗具有时限的性质。我们认为，一些人可能会惊讶于，尽管这项工作具有时限，但我们的模型仍然将聚焦移情和反移情现象作为核心的治疗工具。

　　那么结果如何呢？当我们清晰地将每周一次的精神分析工作传统作为基础框架之后，治疗师们对于短程干预方法的焦虑缓解了很多。实际上，大家非常愉快地接受了我们对模型背后的理论支持所进行的大量描述。然而，有很多人觉得自己缺乏经验，无论是要与这么严重的个案进行工作，还是要面对特殊病例的抑郁症，或者是年龄稍大的青少年在年龄分布中占了多数这样的情况。大部分人不确定如何在临床上处理限时问题。

显然，病人的背景千差万别，而英国不同地区的临床环境和团队组成也存在很大的差异。在城市中，有各种不同种族，但总的来说，双亲家庭似乎是少数。跨代的心理健康问题频繁出现，家庭内部冲突普遍存在。像我们预期的那样，家庭中的分离、不确定和身份认同变化以及同伴关系等主题往往困扰着年轻人。其中很多人经历过反复的或近期的丧失，因此对重要家庭成员的哀悼空间成为核心的焦点。青少年对个体化、个人责任以及学术成绩的需求也大量地出现。未解决的俄狄浦斯议题使青少年在性的探索方面变得更加复杂，有时会导致性的混乱，有时却导致退缩和孤立。正如关于抑郁的精神分析理论所提示的那样，愤怒和攻击性问题也频繁出现。

在这项工作的基础上，出现了很多新的可能性。儿童心理治疗师发现他们真的可以治疗重度抑郁的青少年，包括那些存在自我伤害或自杀风险的案例。显然，有时限的工作模型对其他一些病人群体也可能适用。实际上，研究样本中有很多个案都至少还被诊断出另外一种障碍，而且大部分都被严重的焦虑困扰。无论未来是否还有可能开展与 IMPACT 规模相当的研究，在 CAMHS 内都有大量的空间用系统的方法对儿童和青少年进行这一模型的尝试。

对我们来说，年轻人告诉我们他们在参与有时限的治疗过程中的体验，也非常有启发性。例如，一个由于抑郁症而几个月无法上学和维持同伴关系的15岁男孩，在最后一次治疗的四周前，报告感觉好多了，并且可以每天都去上学了，他说："他们都觉得我已经恢复正常了，但他们没有意识到，事情对我来说还是很困难。他们已经忘记过去的这一年是什么样子。他们只想让我重回正轨，参加考试或别的事情，让我重新变成以前的我。"治疗师很想知道他对于即将到来的结束有什么感觉，当治疗师说到他害怕被治疗师遗忘，害怕他们一起工作的记忆无法在他内心停留的时候，他点了点头。两周之后，他又回到了这个主题，但现在他可以直接地谈论治疗的结束。"我不知道结束之后我会有什么样的感觉。我能想象一开始可能感觉不到什么，但不久之后我可能会发现自己很想念来这儿的日子。"于是他们一起讨论了几个月之后再做一次回顾性会谈，这对他而言或许会很有帮助。

如果英国各地能逐渐地广泛采用 STPP，那么就有可能将 STPP 吸纳到儿童与年轻人心理治疗服务改善（Children and Young People's Improving Access to Psychological Therapies，CYP-IAPT）项目中。这是一个宝贵的机会，可以将精神分析思考和事件引入 CAMHS 团队以及年轻人志愿服务部门。因为 CAMHS 的临床服务越来越不愿意为父母提供治疗，所以与父母在家庭关系方面进行定期工作的必要性具有格外重要的意义。我们的文化认为，儿童或青少年需要被理解，而父母需要接受一定形式的教育，但却很少考虑家庭生活在情绪和发展上的复杂性，包括亲子关系的无意识特征。对此，STPP 提出了挑战。

在更广大的国际背景中，将精神分析儿童心理治疗的贡献与对年轻人的公共卫生效果相互联系，也是令儿童心理治疗师感到乐观的源泉之一。令人鼓舞的是，我们已经看到欧洲和美国对 STPP 很感兴趣，而本书的出版也会对此有所促进。国际合作有可能会进一步扩展，所有至关重要的证据库——无论是来自研究还是临床——都可以被加强。我们希望本书能够带来勇气和灵感，激发更多的对话与实验。

Margaret Rustin

目　　录

导　言

　　针对青少年的短程精神分析心理治疗（Short-Term Psychoanalytic Psychotherapy，STPP）是精神分析治疗的一个模型，它包含28次对青少年或年轻人的个体心理治疗和7次对父母或照顾者的治疗，并有督导的支持。作为一种针对患有中度或重度抑郁症的年轻人的治疗方法，它植根于精神分析的原则与实践，从英国对青少年所提供的具有时限的精神分析工作的长期经验中发展而来。有三个重要的随机对照试验（Randomized Controlled Trial，RCT）研究了这一方法对这个群体的有效性，其中有两个还在进行当中。针对年轻人的个体STPP治疗，由一位接受过针对儿童和青少年精神分析心理治疗核心训练的专业人员提供（以下简称"儿童心理治疗师"或"治疗师"）；而针对父母的工作，则由另外一位专业人员提供，可能是儿童心理治疗师，也可能是了解精神分析方法的其他同事；督导则由有经验的同事提供。

　　不同于其他很多针对患有抑郁症的年轻人的心理疗法，STPP是为那些有严重抑郁症的人设计的，他们的临床图景相当复杂，包括代际间的问题（如父母的精神疾病），或其他复杂的问题（如多重丧失、早期创伤以及严重的发展性障碍或发展受阻）。这些儿童心理治疗师能够在如此复杂而困难的状况下工作，是因为他们接受了深入而广泛的培训、个人的精神分析体验以及紧密的精神分析督导。STPP与其他长程的精神分析心理治疗一样，非常关注治疗师与年轻患者之间的移情关系，包括治疗师的反移情，并以此来促进对无意识焦虑和幻想的理解。这一疗法旨在帮助年轻人放弃顽固的抑郁症所赖以生存的情绪联结模式。与开放式结尾的心理治疗不同，STPP 在时间上的限制使得与丧失相关的议题浮现出来，它们通常被认为是抑郁症发展和维持的关键因素。

就像其他心理疗法一样，当年轻人开始进行 STPP 的时候，可能不太了解自己可以抱有怎样的期待（Midgley et al.，2014），但他会发现自己得到了这样一个机会：和一位专心的、共情的治疗师一起思考他的感受，帮助他表达强烈的情绪，而针对治疗师的消极的、挫败的或是敌对的情绪也会被包容。这对于严重抑郁的年轻人来说至关重要，因为他们经常对自己和周围的人感到愤怒（Midgley et al.，2015），并且因为这些感受而体验到深深的内疚。对一些人来说，了解自己的感受是困难的，因此儿童治疗师与无意识感受和幻想进行工作的能力、促进与"封闭"和沉默的年轻人沟通的能力，以及对青少年的游戏或绘画的理解能力就变得非常关键。

STPP 针对父母的工作和直接针对年轻人的临床工作一样，其基础都是精神分析的原则。这些工作通过促进父母或照顾者理解孩子及孩子所面临的困难来支持年轻人的个体治疗，其工作方式是采取一种较为柔和的方式去关注孩子的抑郁症可能激起的父母的痛苦内心体验。无论是完整家庭的父母、单亲父母，还是继父母，都有可能对青少年儿女的抑郁症以及与之相伴的一系列行为产生较强的忧虑。对其中一些父母来说，他们自己在青少年时期的困扰会被激活；而对另外一些父母而言，他们自己、他们的父母或是兄弟姐妹对脆弱的体验，或是早期的丧失和创伤体验则可能是关键。一些年轻人可能存在严重的自杀想法或是故意的自我伤害行为，他们的父母可能会担心这和他们的某些养育方式有关，而将自己的内疚深藏于内心。能够有机会与治疗师（父母工作者）分享这些担忧对于很多人来说都是非常有帮助的，这样的治疗师能够聚焦于青少年面临的困难及其对父母和家庭的影响，同时还可以巧妙地呈现出父母的反应。对于那些对孩子的治疗感到异常焦虑的家长来说，父母工作者的一个关键角色是，作为年轻人的治疗师和年轻人的父母之间的联络人，这是一种可以用来理解治疗及其对年轻人的重要性的潜在资源。对于那些在政府机构中照顾孩子的看护者，以及养父母来说，除了这些可能存在的焦虑之外，还会有其他的担心，例如，因为了解孩子在被"照顾"之前的生活中遇到过困难（如被虐待或忽视），而有了希望补偿他们的压力，以及担心这些年轻人早期生活中较高的创伤水平。父母工作者还有一个特殊的角色就是要与年轻人周围更广泛的照顾网络保持联系。

为了加强 STPP 对年轻人的直接临床工作以及对其父母的工作，精神分析的督导扮演着重要的角色，它支持治疗师和父母工作者去理解临床图景，同时还给予了一个加工和理解反移情体验的安全空间。督导的频率会根据 STPP 心理治疗师的经验和正常临床实践的可行性而有所差别。对于新手治疗师以及刚刚开始使用 STPP 模型的治疗师来说，两周呈现一次 STPP 临床案例是比较理想的；对其他一些治疗师而言，督导频率可以降低，同辈督导也是可取的。当然，儿童治疗师已经接受过训练，可以对年轻父母或家庭的强烈无意识投射进行工作，也可以理解在临床治疗中由此引起的情绪反应和有时候令人困扰的联想。督导的一部分价值就在于，治疗师有机会和一位有经验的同事，在与直接治疗患者的工作保持一段距离的情况下，探索这些复杂而令人困扰的动力。在 STPP 模式下对患有重度抑郁症的年轻人进行工作的过程中，督导可能尤其重要，它有助于涵容由这一工作性质所激起的强烈情感，尤其是早期关系和创伤的影响，以及当出现自杀想法时与生存焦虑近距离工作产生的影响。

与更长程或是开放式结尾的精神分析工作相比，持续28周的 STPP 模型可以说是"短程的"。但对于年轻人来说，它要占据大约一学年的时间，因而并不算"短"；而且它不属于公共心理健康服务，后者由于财政压力而由更短程（或"简短"）的疗法占据主导。事实上，这一长度可以有效地给予年轻患者一种实在的体验——和心理治疗师建立坚实而深入的治疗关系——且足以体验到开始、中间和结尾三个明确的阶段。在这样一个结构中，治疗得以发展和深入，在修通丧失议题的过程中，时限始终在我们的头脑当中（Molnos，1995）。

在本手册详细描述针对年轻人抑郁问题的STPP之前，我们需要做一些准备工作，现在，我们会简要地描述关于这一年龄段的抑郁症的性质和发病率以及相关疗法的调查研究。然后我们会描述STPP的发展及其在三个实证研究中的应用，最后会给出本书所呈现的手册的大纲。

青少年抑郁症

研究显示，约有2.8%的13岁以下的儿童少年和5.6%的13—18岁之间的青少年患有不同程度的抑郁症（Costello，Erkanli，& Angold，2006），对于13岁以上的抑郁症发生率，女孩是男孩的两倍（Birmaher et al.，2007）。但一直以来，人们都认为临床上年轻人并不会有与成年人相同的抑郁体验，心境起伏和易激惹只是青少年正常发展过程中的一部分，属于青少年时期的"风暴与应激"。抑郁症的诊断直到1980年才被扩展到儿童和青少年，随着《精神障碍诊断与统计手册》（*The Diagnostic and Statistical Manual of Mental Disorders*，DSM）第三版的出版，以及20世纪70年代的系列研究的出现（如：Weinberg，Rutman，Sullivan，Penick，& Dietz，1973），人们才不再将年轻人的临床抑郁症视作青少年正常压力的一部分，并且认为它与成年人的抑郁症有所区别。

根据近期最新的第五版DSM（即DSM-5，APA，2013），年轻人的重度抑郁症的诊断特征表现为一种广泛性的变化，在至少两周以上的时间内出现悲伤、易激惹、丧失兴趣或愉悦感。诊断标准要求，这些症状必须显著区别于这一年轻人平时的表现，并且已经明确地损害到年轻人的日常生活。其他一些可能作为重度抑郁症诊断的症状包括食欲丧失、失眠（或睡不醒）、精力减退、低自尊、注意力不集中、社交退缩以及无望感。较严重的病例还可能存在强烈的内疚感和自杀意念。与成年人的诊断标准不同，易激惹也被认为是年轻人的一种重要抑郁症状，同时，抑郁症在儿童和在年龄大一些的青少年身上的表现也存在一些公认的差异。不过，无论是哪种情况，重度抑郁症都可能对年轻人的生活产生巨大的影响，在各种不同因素的相互作用下，儿童或青少年在生活中体验到的是无望和无助（Midgley et al.，2015）。

另一个逐渐被认识到的现象是，儿童和青少年抑郁症患者很可能同时存在其他方面的困扰，共病率在50%～80%之间（Birmaher et al.，2007）。抑郁青少年最可能出现的是某些形式的焦虑障碍，但也可能存在行为失调、物质滥用、进食障碍或人格障碍。抑郁症会导致自我伤害和自杀（尤其是男孩）风险的升高，一项研究显示7%的青少年抑郁症患者在成年早期会出现自杀行为（Weissman et al.，1999）。尽管抑郁发作（在年轻人中平均持续7～9个月）的恢复率较高，但复发率也很高，大约70%有抑郁体验的年轻人在五年内会再次出现抑郁发作的情况（Richmond & Rosen，2005）。青少年抑郁症的长期影响也是惊人的，在这些青少年成年之后其自我伤害、自杀、抑郁、身体疾病、物质滥用以及人际问题的风险都会升高（Weissman et al.，1999）。

青少年抑郁症的治疗

鉴于年轻人中抑郁症的高发病率，确定有效的治疗方法显然成了首要的任务。基于对已有证据的总结，英国国家卫生与保健优化研究所（National Institute for Health and Care Excellence，NICE）在2015年制订并更新了针对儿童和年轻人抑郁症治疗的指南（NICE，2015），它针对年轻人在不同的抑郁性质和个人环境下所出现的不同需要，推荐了一种阶梯式的干预方式。在可能的情况下，该指南建议向年轻人提供门诊或以社区为基础的治疗，对他们进行细致的评估，且需要包含对父母的心理健康问题的关注。同时，也建议为年轻人提供有关睡眠健康、规律锻炼及平衡饮食的心理教育。如果抑郁水平为轻度，那么就适合一段时间的"观察性等待"，或某些非指导性的支持性治疗或认知行为团体治疗。如果抑郁水平是中度或更严重，那么氟西汀是唯一推荐的抗抑郁药物；并且，在任何情况下，都建议只在接受某种形式的心理治疗的情况下才可以开药。如果治疗对年轻患者无效，则建议组织一个跨学科小组对他进行详细审查。在为特定心理障碍推荐特定类型的心理治疗方面（尤其是短程干预无效的中度和重度抑郁症），英国国家卫生与保健优化研究所的指南将个体认知行为治疗、人际治疗、系统家庭治疗和心理动力儿童心理治疗都列为可以考虑的选项。

指南还提出了很多仍有待进一步研究的领域。尽管流行病学研究提示，年轻人的抑郁症复发率相对较高，但鲜有研究对治疗在中长期的复发预防方面的效果进行评估。对于年轻人是否要用药的问题目前也有争议，其中包括一些研究中发现的高自杀率问题；另外，有关独立治疗和联合治疗（药物和心理治疗结合）优缺点的研究也并无一致结果。Fonagy 和他的同事们（2014）还指出了很重要的一点，"无论是在药物干预还是心理治疗干预的实验组中，治疗对40%～50%的样本无效，抑郁持续，这一现实让我们在继续发展更加有效的治疗模型的同时，也不能放弃寻找其他可替代的方法"（p.118）。我们需要大力地改善和为年轻人提供他们可以接受的高质量治疗，并寻找更有效地针对严重抑郁的儿童和青少年的治疗方法，无论是短期还是中长期的。

STPP 与 IMPACT 实验

STPP 的发展源于儿童心理治疗师长久以来，致力于为年轻人提供有时限的精神分析治疗的决心。从 20 世纪开始，这一传统慢慢地与通过实证研究来检验这一方法有效性的努力结合在了一起。STPP 起源于一种针对儿童和青少年的心理治疗模式，它包含 30 次会谈。两个随机对照试验对这一方法的有效性进行了检验：一组是遭受过性虐待的儿童（Trowell et al., 2002），另外一组是患有抑郁症的儿童和青少年（Trowell et al., 2007）（分别与团体治疗和家庭治疗对比）。后者不仅展示了 STPP 在治疗结束时的有效性，而且在治疗结束 6 个月后的回访中也发现了持续效应（"事后效应"），这一结果为后续申请经费进行 STPP 更大样本的随机对照试验提供了基础，也就是后来的"使用精神分析和认知疗法改善心境（Improving Mood with Psychoanalytic and Cognitive Therapies，IMPACT）"实验。IMPACT 实验也参考了青少年抑郁症的抗抑郁药物和心理治疗实验（Adolescent Depression Antidepressant and Psychotherapy Trial，ADAPT），这一实验比较了认知行为治疗与药物治疗结合以及单独的药物治疗对年轻抑郁症患者的疗效（Dubicka et al., 2008），它在如何评估针对患有抑郁症的年轻人的心理治疗方法上提供了有价值的先例。

IMPACT 实验（Goodyer et al., 2011），包括了 540 位患者，是目前涉及儿童与青少年心理治疗的最大规模的随机对照试验，覆盖英国的三个地区：北部伦敦、东英格兰以及西北英格兰。所有参与实验的青少年年龄段为 11—17 岁，他们被随机分配到 STPP、认知行为治疗或者专家临床关怀三个组中的一组，并接受定期的回访，其中包括一次在治疗结束时，一次在初次转介后的第 86 周。在本书写作期间，实证研究的数据结果还没有发表。

手册：STPP 的实践

本书是一本描述性的治疗手册：完整地说明 STPP 的内容、理论背景以及在一般临床服务中如何针对年轻人使用。在 IMPACT 实验中，曾有一版早期的使用手册，目前的这一版由多学科团队中的儿童心理治疗师撰写，是适用于日常临床实践的版本。在与个案管理和风险相关的因素已经被密切地关注到的情况下，STPP 也可以用在其他一些设置当中，包括独立的临床实践、志愿组织或是教育机构。

"STPP" 的缩写也用于其他一些治疗模型，尤其是成年人的短程心理动力治疗（short-term psychodynamic psychotherapy），此处我们用它来表示我们所描述的短程精神分析心理治疗（short-term psychoanalytic psychotherapy）。另外，本书中使用"精神分析的（psychoanalytic）"来描述这种形式的治疗，因为这一术语可以比"心理动力的（psychodynamic）"更为准确地指代广义上的"心理动力治疗"或"心理治疗"学派中一种特殊形式的治疗。依照精神分析文献的惯例，我们区别使用无意识的"幻想（phantasy）"和有意识的"幻想（fantasy）"。

第一章回顾了有关青少年抑郁症的各种精神分析理论和模型。STPP 的基础并不是某一单个有关抑郁症的精神分析理论模型，而是一系列精神分析理论并且结合了儿童发展理论，这一章的主旨就是说明用来理解患有中重度抑郁症的年轻人所需要的各种观点。第二章描述了针对儿童和年轻人的精神分析工作：首先是基本原则和技术，其次是有关一般的心理动力治疗以及 STPP 的实证研究结果。第三章介绍 STPP 模型本身，并描述了在多学科临床背景下，STPP 与个案管理以及其他合作性工作的关系，之后描述在多学科临床设置下，STPP 通常的转介流程。第四章细述 STPP 的各个阶段，并使用一个综合的案例展示 STPP 每个阶段的工作原则和普遍出现的议题。第五章使用同一个案例及其他治疗片段来描述精神分析性的父母工作，而第六章则聚焦于 STPP 的督导。第四章通过追踪一个特定的综合案例详细描述了 STPP 的关键原则，这可能会出现对过程理想化的风险，因此，在第七章中我们描述了在 STPP 实践中出现的困难，不仅包括缺席和治疗失败等一般问题，也包括与精神科和风险管理相关的一些特殊问题。我们主要通过直接针对年轻人的治疗片段、并行的父母工作以及督导的支持来阐释这些困难。

本书中描述的所有治疗片段和个案研究都是"综合案例"，其基础是大范围针对患有重度抑郁症的年轻人的临床经验，来源于 IMPACT 实验中督导过程里的直接临床和督导工作。对早期临床实验中使用的治疗手册的修订，还引用了很多心理治疗师的直接临床工作经验，及研究项目中的督导经验。

总之，值得注意的是，IMPACT 实验中的儿童心理治疗师的经验——制订手册的指导小组成员、年轻人和父母的治疗师以及督导——聚焦于发展和检验 STPP 是否具有足够的临床价值和职业深度。这一工作将各种不同临床设置下的治疗师汇聚到一起，他们有各自的理论框架和不同层次的经验水平。从某种意义上来说，这一过程也加强了他们对技术的掌握，并使他们更加确信，与日益增长的受到困扰的年轻人一起工作所具有的价值。

第 一 章

青少年抑郁症的精神分析观点

如 DSM-5（APA，2013）和《国际疾病分类》（*International Classification of Diseases*，ICD-10；WHO，2010），精神病学对抑郁症的定义主要基于外显症状。但精神分析心理治疗的焦点则主要是，潜在的心理动力和发展的议题，而不是外显的抑郁症状。与之呼应的是，一些研究表明，抑郁症状常常也是很多不同类型疾病的组成成分之一，与轴 I 疾病（如焦虑）和轴 II 疾病（如人格障碍；Fava et al.，1996）具有很高的共病水平。另有一项针对年轻人抑郁症的研究也报告了其他情况，尤其是焦虑的高共病水平。这些发现对治疗和研究都有着重要的启示，这意味着不同的治疗方法对不同类型的抑郁症，可能会有不同的疗效（Corveleyn，Luyten，& Blatt，2005）。

用治疗的术语来说，精神分析治疗的首要且最重要的目的是，处理疾病的潜在动力，而不仅是症状本身。这类治疗通过聚焦于潜在动力来关注抑郁症的易感性。因此，不仅能够改善症状，也可以培养更好的复原力以对抗抑郁症的复发。一个有效的抑郁症理论需要包含抑郁症可能出现的不同形式，包括在认知、心境以及其他症状方面可能出现的各种变式。出于临床使用的目标，相关理论还需要对其与其他疾病大量的共病进行有意义的阐释，尤其针对青少年期，无论是内化还是外化的抑郁症类型（Trowell et al.，2007）。

本章的开始会呈现一系列有关抑郁症的精神分析理论。而后会考察在青少年发展的背景下看待抑郁症的重要性。最后，会对一些可能造成青少年对抑郁及持续抑郁易感的潜在动力过程和因素，进行精神分析的概念化。这其中反映了STPP的基础关键理论概念，可以为接下来对治疗方法的描述打下稳固的基础。

抑郁症的精神分析理论

无意识冲突和攻击的角色

冲突是人类生存中固有的现象，但在青少年时期尤为强烈，主要表现在与成年权威人物的关系中，并且常常与抑郁症状有所关联。攻击和敌意的感受与无意识冲突往往有很大的关系。从弗洛伊德的《哀伤与忧郁》(*Mourning and Melancholia*，Freud，1917e) 开始，精神分析理论家们一致认为，对攻击后果的恐惧，以及患者有意识或无意识的对无法恰当掌控攻击的恐惧，都与抑郁有关。当这种恐惧变得不能承受时，就可能导致内疚 (Rado，1928)、无望和绝望感。抑郁中有这样一种倾向——将攻击指向自身并造成无法创建令人满意的身份认同。

尽管在精神分析内部，对攻击在发展出抑郁的过程中所扮演的角色仍然存在争议 (Bleichmar，1996)，但是抑郁症的精神分析理论对攻击的聚焦，在帮助我们理解很多抑郁症患者身上严重的自我谴责和自我批评水平时，是非常重要的。Bleichmar (1996) 宽泛地指出了精神分析理论中，有关攻击和抑郁症之间相互作用的四种主要观点：

- 攻击是所有抑郁症中都存在的必要的普遍特征，它是一种根本致病因素 (如：Abraham，1924；Klein，1935)；

- 攻击是抑郁症致病因素，但它是一个更大的过程中的一部分，这一过程包含特定愿望和渴望的受挫，导致攻击转向自我 (如：Jacobson，

1972）；

- 攻击会出现在某些案例中，但是抑郁症的核心动力与无助和自尊丧失的体验有更密切的相关（如：Bibring，1953）；

- 攻击是抑郁症中的一个次级现象，可以被理解为是对客体失败的一种反应，也就是导致自恋的愤怒（如：Kohut，1977）。

早期关系

亚伯拉罕（Abraham，1924）是精神分析学家中第一个强调，个体早期与母亲关系中的敌意因素对抑郁易感很重要，其基础可能是气质，也可能是早期体验。通过他与抑郁成年人的临床工作经验，亚伯拉罕提出，成年生活中的人际丧失或失望体验（尤其是恋爱关系中的），会被某些人无意识地体验为，是一种儿童早期自恋受伤状态（即自我整合感的受伤）的重复，因此会激发强烈的敌意和攻击。在一些个案中，这些攻击的感受是不可接受的，会激起无法掌控的内疚感。这些攻击随后可能会被压抑并转向自身，导致患者对自身的残酷攻击、内疚感和自我价值缺失。

亚伯拉罕对抑郁与早期母婴关系之间联系的关注，被梅兰妮·克莱因（Melanie Klein，1935，1940）进一步发展，她的观点使人们识别出抑郁症患者中的一些典型的焦虑和防御机制。克莱因（Klein，1946）认为，对于所有的婴儿来说，生命第一个月的特征，就是对焦虑的"偏执分裂"防御，他们首要关心的就是自我的幸存。为了克服困惑的状态，进行好和坏的分裂是必要的，在极端的情况下，会导致过度黑白分明的世界观以及人格的贫瘠。随后，在发展过程中，进入抑郁心位，自我和重要他人当中好和坏的部分开始整合，会因为对所爱之人的敌意而感到内疚。这时主要关注的是所爱之人的幸存，无论是内在还是外在，因而，如果一个人无法克服抑郁心位的焦虑，那么就可能会沉浸在丧失之中，并且对建立依恋感到恐惧。这些"抑郁性的焦虑"（与抑郁状态不同）在抑郁心位的"修通"

(Freud，1914g) 过程中通过修复被解决。这一过程会持续终生，尤其当外部事件激起与所爱之人相关的焦虑时。

当成年患者出现抑郁性崩溃的时候，克莱因将之理解为缺乏承受 (正常的) 抑郁性焦虑的能力，尤其是涉及无法修复被破坏的所爱之人的感受时。一些无法忍受内疚感的人可能会退行到偏执分裂心位或出现"心理撤退" (Steiner，1993)。为了控制被迫害焦虑而启动的防御可能会限制患者的能力，尤其是那些用来掌控内疚感的能力，从而导致患者被内疚感淹没。对于那些努力维持抑郁心位的抑郁症患者来说，内疚和自我谴责是非常强大的。同时，这些患者对于自己"修复"情境和恢复所爱的内部人物的能力缺乏信心。这和其他精神分析理论家 (如 Bibring，1953) 讨论过的无望感和无助感有关。

丧失的角色

在很多精神分析理论中，比起攻击，"客体丧失"在抑郁症的病因学中扮演了更加核心的角色。弗洛伊德(Freud，1917e)区分了"忧郁(抑郁)"与正常的哀伤，但也指出两者都可以被理解为自我对重要"客体" (无论是否是真实的人，例如一个政治理想) 丧失的反应。在哀伤的过程中，会出现强烈的悲伤情绪和正常兴趣的退缩，这会使得经历丧失的个体逐渐认识到自己所遭受的损失是不可逆的，被爱的那个人再也不会回来。哀伤过程的结果就是，失去的所爱之人变成 (经历丧失的) 个体可以认同的、更加确定的内心存在，因此他的自我意识也变得更加丰富。

弗洛伊德将这一情境与病理性的哀伤，或者说"忧郁"进行了对比，他注意到抑郁个体的无价值感和自我谴责的声音仿佛来自寄居于自我的另外一个人。他设想，忧郁个体的内在情景反映了，他在面对一个情绪上非常重要的人物 (通常是父母) 丧失时的方式，他对这个人抱有极其矛盾的情感。这一关系的丧失 (无论是真实的还是感知上的) 会带来深刻的影响，用弗洛伊德鲜明的表达来说，就是："客体的阴影落到了自我的身上"（1917e，p.249）。最初指向持有矛盾情感的所爱之人的攻击和谴责，现在转向了忧郁的自我本身。这一论点后来被称为"破坏自我的超我"，其他作者（如：Bion，1959；O'Shaughnessy，1999）在抑郁之外的其他问题上也做了进一步的阐释。对于精神分析师们来说，这一概念一直是理解抑郁体验某些关键部分的核心。Green（2013）在近期对《哀伤与忧郁》的再研究中提出，在忧郁状态里，内心僵化为刻板的姿态。这一点在一些年轻人身上非常显著，但它在另外一些案例中则作为额外的元素存在于背景之中。

虽然弗洛伊德的观点有助于在丧失的体验、指向自我的攻击和抑郁之间建立联系，但很明显并不是所有的抑郁都是由丧失所致，也不是所有的丧失体验都会导致抑郁。弗洛伊德的工作为抑郁中出现的动力提供了一个有力的观点，但它不足以解答为什么某些个体对丧失的反应更容易出现抑郁，而另外一些人则有能力去更"健康"地哀伤。对精神分析学家们来说，必须更加清楚地找到这些个体特定的敏感点，以解释他们为什么更容易出现抑郁反应。

弗洛伊德、亚伯拉罕和克莱因的工作有助于阐明，导致抑郁中的内疚和自我憎恨的机制，另外一些精神分析思想家则聚焦于某些抑郁类型中较为突出的无助感和无力感。在精神分析思想家中，Bibring（1953）是第一个将抑郁视为，一种被某些威胁性情境激起的原始情感反应的人。就像 Lazar（1997）描述的那样："他认为，比起转向自我的愤怒，在理想和自尊丧失时所出现的无助感才是更加重要的"（p.52）。

具体来说，Bibring 提出，自尊的丧失和抑郁感受是自我面对挫折时的直接反应。尽管在 Bibring 的抑郁症患者中，丧失的体验相当普遍，但定义抑郁的仍然是无法达成某个目标的自我感觉，及其所导致的深深的虚弱和无助感（也见 Haynal，1977）。如 Bemporad、Ratey 和 Hallowell

（1986）所述："抑郁者所失去的不一定是一个爱的客体，而是一系列的渴望和一种对自我的视角"（p.168）。

Sandler 和 Joffe（1965）深度回顾了在第二次世界大战后，向伦敦的安娜·弗洛伊德中心寻求精神分析治疗的抑郁儿童的案例记录，然后进一步阐释了 Bibring 的观点。Sandler 和 Joffe 赞同 Bibring 的观点，认为抑郁可以被看作是，儿童在面对对自己的核心幸福感非常关键的事情或人物的丧失时，被激起的一种情绪。他们强调，重要的并不是失去这个人本身，而是失去了先前的自我，这一自我的幸福与和这个特定的人或事保持联系有关。这些孩子感到做任何事情都无法修复这种丧失，从而导致无助和无力的自我表征，反过来又和抑郁中的冷漠、抑制和无助的特点相联系。有意思的是，这与克莱因强调的修复所起到的核心作用不谋而合（Klein，1937）。

Bibring 的概念和 Bowlby（1960）具有某些相似的地方，Bowlby 也将抑郁视为失去，或者是与重要依恋人物分离时某个阶段的自然反应。Sandler 和 Joffe（1965）假设，某些儿童对抑郁更加易感的原因在于病前的人格特点，这一假设可以联系到 Bowlby 所谈到的，不同依恋模式的儿童对分离和丧失的反应。Bowlby 关于安全依恋对儿童情绪发展重要性的研究，显然与精神分析中关于爱和敌意之间平衡的重要性的观点具有相似性：学步儿童具有安全依恋的决定性特征是，当母亲离开的时候有能力抗议，但随后也可以被安抚。在非安全依恋的学步儿中，这一平衡无法获得或被保持。可以推测，非安全依恋可能会使儿童在发展过程中更易抑郁，近期的一个纵向研究支持了这一假设（Halligan，Herbert，Goodyer，& Murray，2004）。

Bibring、Sandler 与 Joffe、Bowlby，以及 Haynal 的精神分析思想非常有助于理解创伤体验与抑郁之间的明确关系。某些创伤体验，包括躯体和情绪虐待或躯体疾病，可能会给人带来深刻的感受，这些感受导致他们的世界无法被任何有意义的方式影响。这与 Brown 和 Harris（1978）的研究结果一致，他们发现抑郁成人的个人历史中如果存在创伤体验，那么这些体验可能会对个体的身份认同和价值感产生很大的威胁。

死本能

原初攻击与破坏性在精神分析领域颇具争议。弗洛伊德最早提出（Freud，1920g）生本能和死本能之间存在冲突，之后又进一步进行发展（Freud，1930a，1937c）并呈现了临床观察材料。这一概念的基础是生物学和哲学。其观点的核心是，有一种原初的破坏性包含于生本能和死本能的融合之中。尽管对此概念有很多不同的观点，也有明确的反对意见，但它仍然被后来的思想家们沿用和发展，因此也需要我们有所考虑。

弗洛伊德的想法后来被克莱因采纳，她的观点根植于她自己的临床经验。她将死本能和严厉超我的发展做了概念性的联系（Klein，1933），之后她还认为原始的嫉妒是死本能最具破坏性的一种表现（Klein，1957），因而是对发展的一种强大阻碍。克莱因将生本能和爱的感受联系在一起，而将死本能和恨及破坏性的感觉联系在一起。她认为对毁灭的恐惧是原初的焦虑："由于生本能和死本能之间的斗争持续终生，因此这一焦虑的来源永远不会被消除，并且是所有焦虑情境的参与因素"（Klein，1948，p.29）。

随着她的观点的发展，克莱因逐渐把爱和恨更多地视为客体关系相互作用的展现，受制于被投射的外部和内部客体，而不是源于本能。后克莱因时期的精神分析家们进一步发展了生本能和死本能的思想，尤其在与自恋的关系中，其中最为值得注意的是 Meltzer（1968）、Rosenfeld（1971）、Segal（1997a）和 Feldman（2009）。

在与抑郁症患者的临床工作中，我们常常看到对丧失客体的认同（Freud，1917e）和严厉超我的迫害同时出现。O'Shaughnessy 这样描述这一图景：

> 弗洛伊德描述了在忧郁中，破坏性似乎集中在超我之
> 中……四年之后的1927年，梅兰妮·克莱因则展示了早期超
> 我极端和非现实的破坏性源于儿童内在野蛮冲动对它的投射。
> （O'shaughnessy，1986/2015，p.88）

在处于忧郁状态的患者身上，对丧失的或是憎恨的客体的认同是一种自恋式认同，可能会包含针对客体的嫉妒、委屈、占有和专横等不同的感受状态（Sodre，2005）。在忧郁症中，可以认为动力性的严厉超我和自恋式认同的组合是死本能的操作。

在对克莱因思想发展的总结回顾中，Bott Spillius（1994）提出，有两种相互并不排斥的与死本能相关的观点在后克莱因思想中依然盛行。一种是"强烈的朝向固有的破坏性和自我破坏性的倾向"，可能导致个体"攻击或者离开那些可能给予生命活力的关系"，与之相关的愿望是"对于所有将破坏安宁和明显的自足状态的欲望，消除对它们的觉知"（p.341）。第二种观点是"Rosenfeld（1987）追随弗洛伊德所指的'死本能的沉默拉力'"（Bott Spillius，1994，p.341）。她指出，试图确定这些倾向是"先天的还是后天的，是固有的还是防御性的"其实是"一种错误的角度"，从临床上来说，"我们能够了解的是患者在当前分析情境中的消极倾向所扎根的深度"（p.341）。

与一些抑郁症患者的临床工作揭示了这样的幻想（有时候是外显的），自杀是对活着的痛苦的一种解脱，而且他们相信，即便是死后，他们还能够体验、知晓并享受这种平静的状态。这种心理状态还可能包括一种战胜了客体（以及活着的世界）的感觉，与一种被理想化的明显的自我满足感相关。

精神病性抑郁

温尼科特（Winnicott，1967，1960a）的工作为强调母婴关系和依恋的理论与弗洛伊德/克莱因的传统理论之间搭建了一座有趣的桥梁。他指出了母亲养育的质量对个体自我感知和幸福感产生影响的途径，其中包括在不成熟的情况下，婴儿被迫去关注母亲的心理状态时所发展出来的"虚假自我"。他所描述的母亲的镜映（Winnicott，1967）及其对认同感的影响，与抑郁症患者中常常出现的情感疏远和无价值感高度相关。这就涉及了自我感知的一个基本层面，因此也和温尼科特（Winnicott，1963，p.222）所称的"精神病性"或内源性抑郁相关，这与当时对"反应性"抑郁和"内源性"抑郁的普遍区分相呼应，前者指由事件引发的抑郁，而后者没有直接可见的外在原因，可以理解为患者自我感知中根本性的脆弱反应。

精神病性抑郁这一概念（不应该与精神病学的术语"精神病"一词混淆）被 Frances Tustin（1972）进一步阐述，他将这一概念与一个根本性问题联系了起来，也就是，当一些儿童意识到他们在身体上区别于照顾者时，他们无法建立可靠的自我感知。这些儿童常常是以躯体化的方式来体验灾难和被生存焦虑所困扰的感受：Tustin 记录了一种"砰然落下"的抑郁和应激类型，受到这类抑郁困扰的孩子会感觉与照顾者的分离剥脱了自己身体的某些部分（又见 Winnicott，1963）。这种"砰然落下"的抑郁类型的特点是，身体崩溃以及"消失了"或被"黑洞"吞没的生存体验。与 Bick（1968，1986）一样，Tustin 强调，当这些孩子面对这种深层次的焦虑时，会依靠自己可以引发的身体感觉来提供一种持续的存在感。这就和一些抑郁的年轻人可以通过增强身体活动，或通过自我伤害引起感受而暂时得到缓解联系起来。Tustin 还强调照顾者需要有能力与儿童极端的焦虑感产生共鸣，并且有效地承受它们，以使它们被转化得更可以被承受——也就是比昂（Bion，1962a）所描述的"涵容"，他认为这是人格发展的必要条件。比昂指出，如果缺乏有效的涵容，儿童的恐惧体验，尤其是对死亡的恐惧，就无法被知晓或形成意义，因此也就无法掌控；相反，儿童失去了其中包含的某种程度的意义感，从而感受到一种"无法命名的害怕"（1962a，p.26）。一些患者感受到了这种害怕，对此 Emanuel（2001）探索了这一现象与患者所表现出来的内在"空虚感"之间的联系，他描述了用来阻断与这些"潜在的毁灭恐惧"之间联系的防御（p.1069）。

在这一背景下，Green（1980）则强调"死去的母亲"这一幻想从根本上的重要性。这个内在的母亲在心理上而不是在物理现实上"死去了"或毫无反应，这对患者自身的活力感造成了深刻的影响，不仅包括与"自我运作"（Winnicott，1960b，p.587）的可能性有关的存在焦虑，也包括与身体完整性有关的焦虑。实际上，在一项儿童抑郁的治疗研究中，这类生存焦虑在所有的年轻患者中都可以看到（Trowell，Rhode，Miles，& Sherwood，2003；Rhode，2011）。这种情况下，抑郁症患者可能会极端地感到，他们的情况是毫无希望的，而他们的生活也是毫无意义的。一般来说，他们会被内在的恐惧所占据，没有什么可以帮助他们生活下去；他们的内在仿佛已经死去而且生命力无法恢复（Klein，1935）。很多人受困于温尼科特（Winnicott，1949）、Bick（1968）和 Tustin（1986）所描述的，失去身份认同的生存焦虑，以及失控或永恒堕落的恐惧。这一构想在以掌控攻击性为核心的抑郁观点与强调枯竭的自我感知的重要性的观点之间建立了桥梁。在这样一种状态中，通常几乎没有任何有效或可能产生影响的方式，而现实的愤怒感觉的出现是复原过程中重要的一步（Trowell et al.，2003）。

精神分析抑郁模型的整合

从这样一个简要的调查我们似乎可以看到，精神分析的这一系列抑郁模型的存在和发展解释了抑郁症的不同侧面。在精神分析领域内，不同理论背景的作者们似乎在用不同的术语描述相似的现象，"自恋的破碎"（Kohut，1977），"不稳定的自我感知"（英国客体关系学派，如：Winnicott，1960a，1967；Bion，1962a，1962b），或是"基本的抑郁"（巴黎心理躯体学派，如：Smadja，2005），都可能是对相同的抑郁根本特征的不同描述方式。考虑到迄今为止已有模型的范围，以及公平对待研究中的主题复杂度的必要性，一个整合的精神分析模型是否可行还有待进一步的讨论，这取决于抑郁症状的范围和差异性，以及表面上看起来相似的行为和症状所潜在的不同心理动力特征的可能性。不过，Bleichmar（1996）认为，"对于什么条件维持了一个特定患者的抑郁症状，一个更加整合的模型有助于我们有一个总方向……如果有人发现，病理基本上聚焦于某一个特定的条件，那么我们的治疗干预就可以主要地朝向那个领域去调整"（p.950）。许多作者都曾尝试构建这样一个整合模型，发展出抑郁的精神分析病原学模型，可以包含普遍的关键因素。

有一篇综述回顾了许多关于抑郁症的关键精神分析理论，Busch、Rudden 和 Shapiro（2004）辨识出两类较为突出的抑郁症模型：一类"包含了以下假设指向他人的攻击最终转向自我"；另一类"聚焦于自尊方面有困难的患者，他们对自我的期待远超过其能力可以承受的范围"（p.27）。这一区分似乎与 Bleichmar（1996）对"内疚抑郁"和"自恋抑郁"的区分相关。Bleichmar 认为，"内疚抑郁"主要关注的是客体的幸福，抑郁可以被理解为与内疚感相关，以及感到对攻击和毁坏了矛盾的爱之客体负有责任相关。其结果是一种吝啬的、坏的和具有潜在破坏性的自我感知，而抑郁症状可以被理解为是对此的反应。"自恋抑郁"主要关注的是个人的自我价值感，抑郁可以被理解为与自恋受伤引发的自我批评和无望感升高有关。这一障碍可以被理解为，是个体自大幻想被破坏时对体验到的羞辱感和无能感所做出的反应（Anastaspoulos，2007）。

Kernberg（1986）描述了一类抑郁症，它"更多地以无力的愤怒，或者与理想自我概念崩溃相关的无助-无望感为特点"（p.294）；科胡特（Kohut，

1977）描述了另一类抑郁症，它以与自我的自恋渴望相关的挫败感为核心动力。两者都支持了前文关于"自恋抑郁"类型的观点。科胡特所描述的某些自恋患者，其核心抑郁特点是一种长期的空洞感，它由父母共情的失败导致。根据科胡特的观点，在这一类型的抑郁当中，更值得关注的是主体自恋的破碎及其导致的羞耻和羞辱的感受（Milrod，1988），而不是强调由于感觉到破坏了客体而产生的内疚感。这可以与温尼科特（Winnicott，1967）的母亲镜映的失败，Tustin（1986）和 Green（1980）的自我感知形成不足，以及巴黎学派（Smadja，2005）"基本的抑郁"相互比照。

Rosenfeld（1960）把自我的自恋破碎，以及无法处理抑郁心位产生的焦虑，作为抑郁的重要因素。他认为这种脆弱性是通过，将患者感到无法恢复的自我部分投射出去而产生的，这些部分导致了空洞感以及对于体验生命的意义感到无望。Rosenfeld 的这部分描述与科胡特和 Bleichmar 的"自恋抑郁"相似，但对内在机制提出了不同的假设。

实证研究对这两种概念化所捕捉到的两种不同亚型的抑郁症提供了一定的支持，它们各自描述了不同的抑郁个体，他们具有不同的表现和脆弱性，并且对治疗可能出现不同的反应。Blatt（1998）概括出了两种得到实证研究支持的抑郁症类型，区别不在于症状表现，而在于个体的无意识冲突、防御以及根本性的性格结构。Blatt 将它们分别称作"内射型"抑郁症和"依赖型"抑郁症。

从 Blatt 的观点来看，内射型（自我批评）抑郁症的特点是在有效和积极的自我描述上存在明显的弱点，表现为无价值感、内疚、失败以及自主感或控制感丧失。这类抑郁症最主要的问题是，自我定义和自尊的瓦解导致了内疚感、空洞感、自我批评以及自主性和自我价值的缺失。这些个体极度渴望完美，而来自他人或自我的批评又会使他们非常脆弱。研究表明，这类个体可能在早年遭受过父母的拒绝和权威的过度控制（Soenens et al.，2008）。他们常常是富有雄心也非常成功的个体，但却被强烈的自我怀疑和自我批评所折磨，这类个体在自杀行为上具有相当高的风险（Blatt，1995）。过往对成年患者的研究显示，这类抑郁症患者对任何形式的短程心理治疗都不太有反应，但是对长程、密集的心理动力治疗有一些反应（Blatt，1998）。

相反，依赖型（依附的）抑郁症的特点是，个体在发展出令人满意的人际关系方面存在明显的弱点，表现为丧失、被抛弃和孤独感。研究显示，这类个体可能来自所谓的"纠缠型"家庭，并且曾受到父母"心理上的控制"，他们为争取独立和分离所做的努力是有限的（Soenens et al.，2008）。这类抑郁症最主要的问题是，由于受到伤害或冒犯，而害怕失去依赖关系所提供的满足感。在这一类型中，抑郁症往往伴随着客体的丧失并且常常表现为躯体症状。这类个体会寻求他人的关心和照顾，包括心理健康方面的专业人员。过往对成年患者的研究显示，这类抑郁症患者对各种形式的简短治疗都有反应（包括认知行为治疗和心理动力治疗），其中与治疗师的关系（治疗联盟）质量是治疗成功的关键预测因子（Blatt，1998）。当然，对已被破坏了的客体的认同会导致继发的自恋破碎，因此这两种"亚型"不一定是相互排斥的，本章稍后会对此进行讨论。

在借鉴了精神分析文献中各种传统的基础上，Busch、Rudden 和 Shapiro（2004）试图提出一个，基于五个关键领域的、关于抑郁的整合心理动力概念化模型。这五个特征是：

- 自恋的破碎——基础不稳固的独立自我，对感知的或真实的丧失和拒绝感到高度敏感，导致较低的自尊水平，转而引发抑郁情感、存在性焦虑和对自恋受伤的反应性愤怒；

- 冲突的愤怒——愤怒、指责和嫉妒指向他人，导致人际关系破坏，困惑于哪些是个体需要负责的，而哪些不是，朝向自我的愤怒及随后的抑郁情感；

- 严厉的超我以及内疚和羞耻的体验——将感受和愿望视为坏的或错误

的，怀疑爱是否能超过攻击，导致消极的自我感知和自我批评，在某些个案中，混淆现实和幻想；

- 对自我或他人的期待是理想化或贬低——较高的自我期待或对他人的理想化，往往突然转换成去理想化和贬低，导致失望，以及对自我和他人的愤怒，而后自尊降低；

- 对痛苦情感的性格防御——使用特定的防御方式（如否认、投射、被动攻击和反向形成），导致抑郁增强（要么世界充满敌意，要么自我受到攻击），而分裂是对攻击的一种性格防御，使其无法以促进人格发展的方式得到整合。

发展的角度

上文中大部分的精神分析概念化模型都来源于针对成年抑郁症患者的临床工作。尽管抑郁症在年轻人和在成年人群体中有不少方面是相互重合的，但两者之间仍然存在巨大的差异，无论是从症状表现还是从内在心理动力过程上。如果要理解这一障碍，有必要采用发展的视角（A. Freud，1999；Haris，1965）。正如 Luyten、Blatt 和 Borveleyn（2005）认为的那样，在他们陈述抑郁"动力性交互作用模型"的过程中，"应当将心理病理学的分类、评估和治疗，与正常发展过程以及对这些过程的阻碍联系起来"（p.267）。

在治疗和为治疗所做的评估工作中，考察抑郁症促发因素和青少年发展任务之间的交互作用是非常重要的。对这些交互作用的理解使我们形成假设，哪些条件与抑郁症相关，哪些会造成年轻人的抑郁易感性，或者反过来，哪些具有保护作用或能够加强复原力。

Viegen、Meurs 和 Cluckers（2005）总结了不同年龄段的抑郁症表现形式，主要聚焦在每个年龄段存在的心境，以及可以定义为与"活动"和

"情绪"（或者，对学龄前儿童来说是"成长"）有关的因素。根据他们的观点，青少年倾向于表现出悲伤的心境；担心的活动包括无法体验愉悦、退缩、无聊、疲倦和睡眠障碍；而担心的情绪则包括内疚、低自尊、对身体或性特征感到不舒服，以及有自杀计划或自杀尝试。

身份认同、个体化与青少年

精神分析理论认为，青少年期的重要性在于，这个阶段的年轻人需要巩固独立的身份认同。相对地，这还是一个需要面对抽象但强烈的丧失的阶段：失去童年（Mathes，2013），有时候被体验为"完全地失去精神'家园'"（Midgley，Cregeen，Hughes，& Rustin，2013，p.17）。埃里克森（Erikson，1950）和 Blos（1967）强调自主性的获得，而 Moses Laufer 和 Egle Laufer（1975）则聚焦于性特征的发展所造成的影响。后文会进一步描述，这其中也包括婴儿期的俄狄浦斯焦虑和冲突的再现（Klein，1940；Waddell，1998），对很多青少年来说，这会引起极度的警觉，尤其如果他们的防御方式有限而刻板，或者他们尚未建立起稳固的自我。尽管这一时期提供了一个机会，可以建立安全的年轻-成年的性别认同，但它也可能让人感觉到被淹没或被威胁。这一发展性的挑战所激起的焦虑可能会导致撤退状态、逃避或是躁狂和混乱的活动（Rustin，2009a）。抑郁中经常出现的无望感也会阻碍年轻人从其同辈群体中获益，从而造成恶性循环。因此，青少年抑郁症可以被认为是一种发展危机（Midgley et al.，2013）。

克莱因将青少年期看作另外一个机会，可以就童年早期根本的个体化议题进行工作，只不过现在这一任务由于生理上的成熟而变得更加紧迫，事实上，原本被禁锢在幻想领域的性欲攻击冲动，现在已经可以在身体的层面发生（Waddell，2000a）。正因为如此，这一点变得尤为重要，就像儿童早期，儿童需要一个安全的、可以感受到支持同时也可以用来反抗的环境，以及一个可以作为榜样去认同的照顾者。

　　所以，对于年轻人和他们的父母来说，青少年期可能是一个令人害怕的时期，它充满创造性的发展机会，但同时也伴随着对丧失的恐惧，包括失去作为儿童时的相对安全状态。同辈群体具有核心的重要性，它可以对青少年发展性地探索其人格中不同的潜在部分产生有益的作用（Waddell，2000a），也可能成为潜在的不良行为的滋生之地（Meltzer，1973；Rosenfel，1971）。

　　因此，我们可以理解，青少年期给年轻人带来了巨大的抑郁风险挑战。Blatt 和 Luyten（2009）认为，这个阶段是"整合（在关联性和自我定义这两个发展维度上）的关键时期，可以形成巩固的身份认同，也可能出现很多不同形式的心理病理"（p.799）。他们指出，在青少年期，女孩中更为典型的内化问题（包括躯体化问题）和男孩中更为典型的外化问题（如反社会行为和攻击性）背后，都是特定的抑郁性动力。这与英国国家卫生与保健优化研究所的儿童抑郁指南（NICE，2005，2015）中所强调的现实一致，与年轻人接触的人常常不会从抑郁的视角去看待他们的行为，因而也就不会从这个角度采取必要的措施去帮助他们。此外，抑郁症中常见的无助退缩也意味着，这些年轻人无法参与到同辈的活动和关系中，从而形成了一种恶性循环。

　　可以预期，自我感知较为脆弱和不安全的年轻人可能会发现，青少年期的个体化任务令人望而却步，而抑郁状态进一步增加了这种脆弱的感觉。在青春期剧变到来之前尚可运行的应对方式，可能会变得相对匮乏。同时，家庭内部脆弱的平衡，也可能会在年轻人朝向更大的独立迈进的过程中，受到威胁。这就会强化一种退缩的倾向，反过来又会阻碍年轻人在发展上的努力，或者可能导致叛逆行为的增加，他们希望能够借此获得有益的界限。更特别的是，巩固性别身份认同的任务最终也要求年轻人，不仅要去面对他对父母的关系所产生的基于现实的感受，也要去面对他对父母的关系所产生的幻想。

青少年的俄狄浦斯焦虑和冲突

青少年所处的心理发展阶段和状态是，俄狄浦斯感受、焦虑和冲突再现、再工作和再协商的时期。这一过程与个体在学步期如何体验和掌控俄狄浦斯问题有关；此时，在青少年期，对早年的议题存在一种好奇的、动力的回响。青少年期的主要不同点在于，随着青春期的到来和生理能力的成长，尤其是与个体生殖能力有关的能力，会出现一股推动力，它朝向器性欲、性结合以及形成与父母和家庭文化不同的个人身份认同。不可避免地，与这一过程相关的不确定感和冲突、前进与后退，不仅要求年轻人投入大量的心理注意力，还常常会带来与父母、老师和朋友之间的人际冲突。对于家庭来说，这可能是一个混乱的阶段，强烈的情绪会突然出现和升高。Waddell（2003）这样描述：

> 儿童与父母，以及儿童与实际承担养育工作的伴侣和它的很多内在形式之间，存在带有俄狄浦斯色彩的关系，一开始，这种关系在青少年早期团体导向的关系中弥漫、转移和扭曲，随后，在青少年后期的成对关系中再聚焦和加强。(p.55)

在克莱因学派的框架下，年轻人对俄狄浦斯问题的把握和修通，就像在学步期的体验一样，与在偏执-分裂和抑郁心位之间的移动有关（Britton，1995）。这促进了"三角空间"的创立，它由"俄狄浦斯情境中的三个人以及他们之间所有潜在的关系构成"（Britton，1989，p.86）。个体处于"第三个位置"（p.87）的能力，促使我们可以"在与他人的互动中看见自己，在保持自己视角的同时涵容另外一个视角，在做自己的同时反思自己"（p.87）。这一俄狄浦斯的发展，本质上与抑郁心位的心理状态有关：

> 如果儿童的内心感受到对父母的爱和恨之间的联系，并觉得这可以被承受，那么这种联系就为他提供了第三种类型的客

体关系原型，使他在这一关系中成了一个见证者而不是一个参与者（Britton，1989，p.87）。

在适宜的条件下，这种来之不易的抑郁心位功能的增强，可以使年轻人在头脑中形成一幅生动的图景，它以现实的父母为基础。年轻人的生存依赖于这对伴侣，而现在他则被推动着要离开他们，去建立一个更加独立的自我，去和他的同辈群体认同，并且寻找和创建他自己的伴侣关系。这就带来了看待和联结父母与内在父母客体的新方式。年轻人不仅要离开儿童时期对父母的依赖，去发展更加独立的身份认同，还要把对内在父母及他们作为伴侣形象的认同作为基础，去努力发展自己与他人的伴侣关系。

在年轻人的兴趣和归属感从家庭转移到同辈群体的过程中，性体验的可能性，以及在更广阔的世界里与先前未知的想法和生活方式相遇的可能性，可能会得到父母的支持，也可能会引起家庭的恐惧和冲突。通常出现的是在两极之间迅速来回振荡的动力。对于年轻人来说，除了新的探索带来的快乐以外，同样也可能会感受到孤独，向往自己失去的东西，尤其是失去了在亲子之间处于被爱和不成熟的位置，以及父母在其内心世界中的核心地位。这不免会带来不确定感，有时会表现在对于寻找和迎接新体验的犹豫和害怕之中。这可能包括远离或无法自信地面对有关性的不熟悉感受、梦和渴望。在年轻人的内在世界中，性的焦点从先前与父母关系中的位置，转移到与同辈及家庭之外其他人的关系当中。

对于年轻人的父母来说，他们自己的伴侣关系出现了更多的空间，这种新体验可能会带来愉悦感。这时，这对伴侣获得了再次靠近的机会，这可能会促进他们更多地去修通他们自己的俄狄浦斯体验。但是，这也可能会带来痛苦的情感，当他们认识到，在自己和儿子或女儿的关系中，某些东西现在已经逐渐淡去，他们可能会因为时光逝去而感到遗憾。青少年的父母不得不承受一个现实，他们不再那么了解这一时期的孩子的感受和想法，并且对他的朋友和兴趣也不再那么熟悉。对父母来说，最大的挑战在于他们要找到一个方法，去应对由孩子新发现了器性欲以及他们选择男女朋友所带来的新感受。

对有些父母来说，年轻人的俄狄浦斯发展以性的幻想、感受、焦虑和体验为核心，可能会导致危机的产生。这对伴侣可能开始体验在共同抚养孩子的这些年里，两个人各自的不同变化，包括性方面。父母一方或者双方都有可能再现青少年期的性感受和心理状态，也可能会羡慕孩子的性潜力和活力，嫉妒他们的性结合将父母排除在外。不过，如果进展顺利，年轻人的俄狄浦斯议题可以在他的内部，同时也在与父母的人际关系当中得到再次协调，这会给所有人都带来丰富的成长。

青少年与社会生活

对于临床工作者来说，在与青少年的精神分析工作中，尤其重要的是，不仅要在家庭背景中，而且要在他们的社会和同辈群体中，思考年轻人的发展（Meltzer，1973；Meltzer & Harris，2013；Waddell，1998）。无论是在无意识幻想还是在外部现实中，年轻个体对他们在社会生活中所处位置的疑问以及他们与所处位置的关系都在以指数级别扩大。要离开父母形象的内在压力，与等价的要转向同辈关系和群体的压力紧紧地捆绑在一起。从积极的角度看，这能促进友谊进入前所未有的亲密程度和强度（既有爱也有竞争），寻找性的对象与结合，加入不同领域（体育、音乐、艺术、政治、科学还有很多）的群体和运动。加入群体提供了一个社会性的考验，个体在其中会遭遇、认同和评估新的观点和思考方式。群体提供了家庭之外的社会结构，青少年可以在其中寻求对自己的定义或再定义。

年轻人对某个特定群体的生活和活动的兴趣，以及他对这个特定群体的理想、价值观和伦理的认同，可能是短暂的，但也可能会持续一生。在最好的情况下，这些活动和群体使年轻人内心的自由感觉得以实验和成长，使其决定自己要成为什么样的成年人，可能与他们的父母和兄弟姐妹既有共同点也会有差异。群体生活提供了一个社会结构和一组关系，每一个个体都可以利用它进行投射、内射和认同。过去主要出现在家庭中的动力，现在更多地在同辈群体中展现出来。因激情而结合，因幻灭而离开，是这类青少年团体的普遍特征。

对于年轻人在 STPP 中的参与，必须了然于心的是，他们可能既对我们的观点和方法抱有怀疑，又以某种理想化的方式被吸引。群体生活对青少年来说是高度活跃的（无论是享受的还是恐惧的），无论是外部的生活还是他们的内心世界。一些青少年可能会将心理治疗视为一种神奇的信念系统，是诱惑的或凶险的；或者视为一种政治结构，目的是解放或镇压。如果治疗或者治疗师被患者联系到内心存在的此类社会观念上，那么它就会被认为是一种"基本假定"（Bion，1961）形式，变得无法被现实检验。除了父母移情之外，青少年尤其可能会将精神分析的临床工作者视作，某个自己想要参与的心理社会群体的思想、价值观或政治形态的代表。如果是这样的，它难免会影响到移情，需要在心理层面被意识到，并对此进行工作。

在心理治疗关系中，在考虑解释的时候，需要照顾到年轻人对自己在某个社会群体中所处位置的忧虑，尤其是有关他们在圈子内还是圈子外的想法。比如，如果治疗师把这些简单地归于个体对父母依赖式的移情，那么就可能会使年轻人感到，治疗师没有关注到他们对同辈群体情感投入的内在现实，至少没有把这个部分看得那么重要，就像他们对其与其父母的关系所表现出的兴趣那样。这两者之间当然是紧密相连的，尤其是在俄狄浦斯议题和动力方面，但是，识别并针对与青少年的兄弟姐妹及同辈群体关系有关的移情进行工作，也将是一种丰富的体验，这细微地有别于和父母形象相关的议题。

父母的心理健康、代际丧失以及亲子关系

父母或者照顾者自身的严重问题会干扰他们支持孩子的能力，也会对在代际之间形成符合发展的关系造成困难。如果父母或照顾者在涵容年轻人的情感沟通或"心智化"（Fonagy，Fearon，Steele，& Steel，1998）能力上有缺陷，就会使年轻人出现身体和心理体验混淆、躯体症状以及被恐怖思想侵入的体验。

我们知道，父母的心理疾病（如抑郁症），与儿童抑郁症和功能性损伤之间存在关联（Kovaks & Sherill，2001；Todd et al.，1996）。尽管先天和环境因素的交互作用相当复杂，但仍有一些证据支持"素质-压力"模型，也就是说，心境障碍是由遗传因素与环境压力源的交互作用产生的（Carr，2007）。具体应激源包括：父母的心理病理、冲突、压力下的离婚、家庭暴力以及儿童虐待（Shortt & Spence，2006）。这些因素还可能对儿童的情绪发展造成不良影响（Garoff，Heinonen，Pesonen，& Almqvist，2011，p.227）。

在亲子关系或早期亲子关系中曾有过严重问题的人，尤其是在亲近与纠缠方面有过问题的，也更有可能在成年期（Bifulco，Brown，& Harris，1987）或青少年期（Mikulincer & Shaver，2012）出现抑郁。同时，早期关系非常疏远的青少年，除了会有高风险的物质或酒精滥用等行为，也更可能出现混乱的性行为（Carol Hughes 的未发表数据）。这些年轻人可能会合并和混淆情感亲密和性，并受到所有情感需求都要被满足的幻想的驱使。当不合理的期待导致关系破裂时，就会经常导致这种情况，这会造成进一步的丧失并产生被抛弃的感觉。这也可能引发自杀的尝试。

Midgley 等（2013）描述了这样一个案例，这个年轻人拼命地追寻一段全面但又脆弱的亲密关系：

> 乔希在14岁的时候，和一个住在附近的男孩发展了一段很深入的关系，在这段关系中，他们俩"感觉就像一个人，总是知

道对方在想什么"。这段关系的破裂显然引发了她的抑郁症，尽管是在经历第二次丧失（她的姐姐离开家）以后，乔希的崩溃才变得更加明显……当乔希情绪好一些的时候，她形容抑郁的感觉就好像是她成了液体："我感觉就像是水，液体，就这样流出去。实际上，我希望自己可以抽身而退，不再存在。现在我不抑郁了，我有了一些稳固的感觉。风可以吹过来，而我感觉稳固——我在这里。"（pp.70-71）。

有一些年轻人，在面对丧失或产生被抛弃感的时候，会将它体验为，他们的内在和外在关系的脆弱或"核心自我"的无意识现实化——这是青少年期抑郁的一个普遍特征（Gretton, 2011）。他们可能会体验到对湮灭的深度焦虑，相信自己住在"黑洞中"并缺少存在的权利（Rhode, 2011）。

青少年抑郁症的精神分析概念化

Trowell 和 Dowling（2011）基于一项儿童抑郁症研究中的临床经验，提出了对儿童抑郁症的精神分析概念的反思（Trowell et al., 2007）。Trowell 和 Dowling 这样描述研究中的9—15岁的儿童和青少年，他们很大程度上"选择退出"上文所述的青少年期的情绪发展，"他们的情绪功能仍然像更小的孩子"（2011, p.248）。这些患者"被卡住了"，他们有具体的思考，但是没有词汇或意识去描述自己的感受状态。很多人看起来好像经历了创伤或虐待。Trowell 和 Dowling 看到，"这常常会令人感觉，这些儿童和年轻人在一些非常基本的问题上挣扎，也就是他们是否有权利存在"（p.249）。他们还描述了这些年轻患者的家庭，它们往往正挣扎于自己的严重问题，包括父母的抑郁症所导致的情感资源缺乏，从而无法支持和帮助孩子成长。其中，很多父母很少获得来自原生家庭或扩展家庭的支持，本身就有情感剥夺的背景（Miles，2011，p.116）。Trowell 和 Dowling（2011）推断：

> 在这样的情绪和社会环境中，抑郁和孤独似乎是正常的……很难将遗传因素从心理社会因素中分离出来。不过，清楚的是，这些年轻人被卡住了，陷在复杂家庭动力的网络中；对其中一些人来说，外面的世界看起来是危险的。（pp.249-250）

这些观察提供了一个儿童和青少年抑郁症的模型，从总体上来说，它与更加广泛的有关抑郁症的精神分析文献一致，植根于对发展的精神分析理解，包含了对代际创伤的考察。

以上的观察很好地描述了当前手册所基于的青少年抑郁症模型（Trowell & Dowling，2011），可以概括为以下这些心理动力的、发展的和环境的因素：

- 无意识冲突，尤其与愤怒和攻击有关；
- 生存焦虑；
- 自恋的障碍和身份的丧失；
- 严厉的超我，包括极度痛苦的内疚或羞耻；
- 对自我和他人的理想化和诋毁；
- 早期关系、丧失和关系性创伤带来的影响；
- 父母的心理健康和代际间丧失或创伤带来的影响；
- 青少年期，俄狄浦斯冲突的再现和性的出现。

由此可见，本手册的理论基础在于，有关抑郁症的广泛精神分析文献，尤其关注青少年期的发展任务和背景。

第 二 章

儿童心理动力治疗的原则与实证

儿童精神分析心理治疗植根于短程精神分析心理治疗，是一种早已确立的特殊治疗，针对儿童青少年在情绪发展过程中所遇到的困难。其理论建立在精神分析的基础上，特别是吸收了梅兰妮·克莱因、安娜·弗洛伊德、温尼科特的经典理论的精华；此外，其理论也基于儿童发展领域的研究成果，包括更为学术的实证研究（例如：Murray，Sinclear，& Cooper，2001；Stern，1985），以及传统精神分析式的、对婴幼儿自然观察下的工作（Bick，1968，1986；A. Freud，1953）。最近，儿童精神分析心理治疗更是受到了家庭治疗、依恋理论、发育的心理病理学等领域的影响。在对儿童青少年抑郁症的应用中，儿童精神分析心理治疗对抑郁症的理解建立在精神分析模式的基础上，对此在第一章已有所阐述。

在过去的40年中，以广泛的、深具影响力的出版物为代表（例如：Alvarez，1992a；Tustin，1986；Waddell，1998；Williams，1997a），儿童精神分析心理治疗的文献有了长足的发展，儿童心理治疗师积极参与到循证实践的发展过程中，掀起了这一领域的研究浪潮（例如：Midgley，Anderson，Grainger，Nesic-Vuckovic，& Urwin 2009；Midgley & Kennedy，2011）。在英国，这既关系到儿童心理治疗培训之一——博士阶段的研究机会，也关系到一个重要的、日益广泛的共识——在儿童心理治疗的临床工作中加入循证实践。

儿童青少年的精神分析心理治疗

儿童精神分析心理治疗的基本原则

儿童心理治疗关注对无意识交流的理解，包括理解儿童在对治疗师移情过程中所传递出来的内容。其技术基础是，深入、细致地观察儿童青少年如何与治疗师发展关系；以及如下的理论假设，即将儿童青少年的自主游戏、绘画、对话，视作与精神分析"自由联想"具有相同的原则（Klein，1929；Rustin，2012）。儿童治疗师的工作核心在于，对达成有效平衡的关注。对于某个儿童或青少年而言，在解释移情、涵容儿童的有意识与无意识焦虑以及工作过程中的其他技术之间，每一个方面都被治疗师对移情反移情体验的理解所支撑着、协助着。

对于年龄小的孩子，需要提供具备适当玩具的游戏室（Joseph，1998），而对于青少年，简单的咨询室即可。对于连续治疗，每次会谈应在同一个房间、每周的同一个时段进行。治疗师应向儿童或青少年介绍，我们工作的内容就是来理解他的感受和他在生活中遇到的困难的。非指导性的游戏和交谈是相关"临床材料"的基本来源（O'Shaughnessy，1994）。

儿童治疗师需要以不评判的立场和询问的方式，传递出语言的价值。即使是和年龄非常小的孩子一起工作，治疗师的目的也是将自己对孩子的理解诉诸语言，孩子则会通过游戏、行为和语言表达传递出有意识与无意识的想法和感受。对于一切形式的内心体验——当下所关注的事情、记忆、白日梦、幻想以及梦境，治疗师应试图传递出一种开放的态度。但治疗师应特别关注，潜藏在儿童或青少年与自己和他人关系之下的无意识幻想的证据。这种对无意识现象的关注，是精神分析心理治疗所特有的所谓"分析的态度"，与我们强调深层心理结构理论的重要性有关。分析的态度或立场，又被描述为"均匀的悬浮注意"（Freud，1909b）、"积极的感受性"(Bott Spillius，1988)、"涵育（reverie）的状态"（Bion，1962a，1962b）。精神分析师比昂借用济慈"负性的能力（negative capability）"（Keats，1817，p.43）这一概念，来描绘"涵育"状态（Bion，1962b）或者"没有记忆、没有期待"的状态（Bion，1967）。为了获得并保持这样一种态度，治疗师需要极其细心地对自己的心理状态加以关注。这一分析的态度，被认为是我们能够给患者提供的最重要的治疗因素。

关注患者与治疗师的移情关系，是精神分析心理治疗的核心，也是儿童精神分析心理治疗原则的基础。也就是说，患者不是对治疗师本人及其行为的"真实"部分做出反应，而是对治疗师身上所具有的、由患者内在世界中的人物的特点所引发出来的部分做出反应，从而建立与治疗师的关系。这是孩子眼中世界外化的结果，孩子相信这些才是治疗师呈现出来的东西。系统地观察这些移情部分，可以帮助我们厘清儿童或青少年对外在世界的基本假设（这也与 Ainsworth 和 Bowlby 的依恋的"内部工作模式"概念相关；Bretherton，1992）。

在这些信念之下，儿童或青少年可能会产生很多对于自己或者世界的焦虑，例如，常常潜藏在重度抑郁之下的"莫名的恐惧"（第一章讨论过的）。儿童或青少年很可能通过使用一系列的防御，来保护自己免受这些焦虑的影响。而对这些防御的解释（之后会详尽讨论），是精神分析技术的关键。潜藏的焦虑一旦被分析出来并加以讨论，儿童或青少年便能够开始区分心理现实与外部现实，其结果是，他们能够进行现实检验，与现实建立卓有成效的关系。

作为信息的来源之一，治疗师被儿童或青少年所激发出来的情感反应也很重要。这类情感反应，被广义地称为反移情（Tsiantis，Sandler，Anastasopoulos，& Martindale，1996）。当然，反移情也包括一些个人议题，比如干扰和扭曲治疗师客观理解的能力，但治疗师作为原始的、非言语形式交流的接受者，这往往是他们可以意识到的反应（投射性认同：Klein，

1952；Spillius & O'shaughnessy，2012）。在某种程度上，就好像婴儿在语言发展之前能够与自己的照顾者交流一样，反移情有赖于治疗师的情感接受能力和"涵育"空间（Bion，1962b）。然而，这些原始的关系形式并非旨在交流，而是可以用来控制焦虑——摆脱或推开焦虑。能够区分良好的（交流性的）投射形式，与不良的（破坏性的）投射形式（例如引发混乱），是临床工作的关键。

与父母、照顾者以及更广泛的社会系统工作

　　游戏室或治疗室内的精神分析工作，只有在如下情况下才能够成为可能：心理治疗师能够与儿童或青少年的父母或照顾者建立起信任关系，在多学科团队同事的协助下，能够同时支持儿童或青少年的家庭（Rustin，2009），以及他们生活着的更广泛的社区，特别是他们的学校。当然，治疗细节的材料是保密的，除非出现儿童保护或安全的议题，这在本书开头已讨论过。我们将在第三章讨论，如何与围绕着孩子的多学科团队以及更广泛的社会系统一起工作（参见第三章中的"个案管理、协同工作和精神病性议题"）。

　　对父母或照顾者的工作有两种不同形式：一是对儿童治疗的支持；二是对父母的支持，这种也称作"父母工作"。父母工作者通常承担着与儿童治疗师协作、检测治疗进展的功能。通过全面的初次会面或数次会面与父母双方（或一方）以及照顾者达成协作，接下来，父母治疗师和儿童治疗师将定期会面。父母工作通常由参与治疗的儿童治疗师以外的其他专业人员平行承担，理想的情况是由其他儿童心理治疗师，或者能够在精神分析框架下工作的多学科同事协作进行。父母工作有很多功能，除了支持儿童的治疗，还包括支持父母、反馈儿童的关切，以及为了父母自身的益处进而对父母双方或一方进行心理治疗等。STPP 的父母工作将在第五章进行讨论。

儿童精神分析心理治疗师的培训

英国的儿童精神分析心理治疗师需要有博士文凭，即四到五年以上的专业训练。训练的入门水平可以是：具有同等学力的人员；拥有丰富的儿童工作经历，与不同年龄段的儿童都工作过的人员；以及在从事临床工作之前，学习过硕士水平的理论与实操课程——例如婴幼儿观察培训的人员（培训由儿童心理治疗师协会赞助的四个培训机构提供，见儿童心理治疗师协会官网）。同时，培训也要求个人分析，以及由培训机构提供的密集督导和导师支持，以便有机会探讨和理解个人的脆弱之处和个人议题。此外，由于要与严重受困扰的青少年一起工作，患者的行为常常会令人不安，因此专业人员必须拥有一定的认知和情感层面的资源，来支撑其与患者的关系。

STPP 的发展

STPP 建立在英国被广泛接受的多学科临床实践基础之上，长期以来以每周一次的青少年治疗为提供服务的主要形式。青少年通常不会在治疗中停留太长时间，这符合他们的发展轨迹。因此，控制在一年以内的治疗模式更广为人知。儿童心理治疗师也致力于此，而且他们在对青少年（Briggs，Maxwell & Keenan，2015；Copley，1993；Edwards & Maltby，1998；Joffe，1991；Salzberger-Wittenberg，1997）和儿童（Edwards & Maltby，1998；Emanuel & Bradley，2008；Schmidt Neven，2014）进行简短明确的干预上，经验丰富。

一项关于抑郁青少年的研究对有时限的精神分析进行了探究（Trowell et al.，2003，2007），为这种帮助严重受损的儿童青少年的特别模式奠定了基础。这个随机控制实验，比较了对9—15岁的儿童青少年进行的聚焦式个体精神分析心理治疗与系统式家庭治疗。在该项研究的实验组（聚焦式个体精神分析心理治疗），儿童青少年接受了最多30次治疗，其父母接受了最多15次治疗，即每治疗孩子2次，就治疗父母1次。聚焦式个体精神分析心理治疗从 Malan（1976；Malan & Osimo，1992）和 Davanloo（1978）的模型发展而来，聚焦于人际关系、生活压力和功能失调的依恋模式（Trowell et al.，2007）。早前一项随机控制实验，它针对的是被性侵儿童的精神分析心理治疗，也研究过这种30次治疗的模型（Trowell et al.，2002）。

　　这本手册中的 STPP 模式，基于 Trowell 及其同事所用的聚焦式个体精神分析心理治疗模式，但有所改进，以适用于年龄更大的患者。IMPACT 实验使用了 STPP，它就是针对年龄更大的患者（Goodyer et al.，2011）。在 IMPACT 实验中，如本手册中所述的那样，父母工作的频率有所不同，每治疗青少年4次，才治疗父母1次。在简短回顾儿童青少年精神分析心理治疗的实证基础之后，将继续介绍 Trowell 及其同事的研究。

儿童青少年精神分析心理治疗的实证

　　STPP 对治疗抑郁儿童青少年所受的实证支持，可以从以下几个主要方面来看：
- 对抑郁成人的心理动力治疗实证基础；
- 对儿童青少年的心理动力治疗实证基础；
- STPP 对抑郁儿童青少年进行治疗的实证基础。

　　我们将逐一讨论每一项，之后简短回顾特殊适用性标准的证据，既有实证的部分，也有基于临床经验的部分。

对抑郁成人的心理动力治疗实证基础

　　对成人长程与短程心理动力治疗的实证研究，在过去十年中不断积累（Leichsenring，Rabung & Leibing，2004；Leichsenring，2005；Abbass，

Hancock，Henderson & Kisely，2006；Leichsenring，& Rabung，2008；de Maat，de Jonghe，Schoevers & Dekker，2009；Shedler，2010）。近期，一项成人抑郁症临床治疗指南（Malhi et al.，2009，p.17）证实，相较于其他心理治疗（Cuijpers，van Straten，Andersson，& van Oppen，2008）和用药（Salminen et al.，2008），短程的效果在次级水平上具有疗效（基于至少一项设计合理的随机控制实验）。有研究发现，对于重度抑郁症，联合治疗（心理动力治疗配合用药）比某一种单独治疗更为有效（de Maat et al.，2008）。

Driessen 和同事们（2010）对成人抑郁症的短程心理动力治疗做了系统回顾和元分析，包括23项研究，涉及1365名被试。其中，有13项研究是随机控制实验，4项研究采用非随机的对照设计，6项研究采用没有控制组的自然主义设计。研究发现，短程心理动力治疗在结束之际，对抑郁症有广泛而显著的疗效（具有统计显著性）。与控制条件相比（"常规治疗"和"仍然在等待治疗"），短程心理动力治疗的效果非常好（也具有统计显著性）。与其他心理治疗相比，后者在结束之际，显示出小幅的但具有统计显著性的优势。然而长期随访结果显示，二者间没有统计差异。在后续追踪时，短程心理动力治疗的疗效与其他治疗的效果相当。

有研究者认为，有明确的证据显示，短程心理动力治疗对抑郁症有效，并优于常规治疗或仍然在等待治疗，但在后续追踪时，与其他治疗的效果相当。在某些结果的测量中也有证据显示，短程心理动力治疗在结束之际疗效欠佳，但在治疗结束3 ～ 12个月的后续追踪时，效果相当。研究者认为，对于短程心理动力治疗的效果，还需要质量更高的研究。尽管如此，这些结果也挑战了 Connolly Gibbons、Crits-Christoph 和 Hearon（2008）的早期论点，他们认为对抑郁症的短程动力心理治疗，不满足循证治疗要求的治疗标准。这些标准规定，必须由两组独立的研究团队展示，某种干预优于安慰剂、没有接受治疗以及其他治疗，或者其效果与其他循证治疗的效果相当（Chambless & Hollon，1998）。Driessen及其同事（2010）认为，基于他们的综述，可将短程心理动力治疗视为对抑郁症具有实证效果的治疗。此外，他们也检验了更加"表达性的"（解释）和更加"支持性的"短程心理动力治疗之间的差别，然而结果没有发现显著差异。

另一项关于成人短程心理动力治疗对抑郁症和人格障碍疗效的元分析研究（Abbass，Town，& Driessen，2011），包括了8项随机控制实验。研究发现，大多数患者在所有的自评量表上呈现出显著的临床改变。研究者认为，可将短程心理动力治疗作为治疗抑郁症共病人格障碍的一线疗法来考虑。

近期，塔维斯托克成人抑郁研究者们（TADS；Fonagy et al.，2015）采用实用性的随机控制方法，比较了针对有治疗阻抗的重度慢性抑郁成人的两种治疗方法的效果，一种是持续18个月每周一次的"长程"心理动力治疗，另一种是常规治疗（包括转介来做心理治疗），并在研究开始42个月后（即结束治疗2年之后）对患者再次随访。结果显示，在治疗结束与最终随访时，两组中均很少见到患者的抑郁症完全缓解的情况。治疗结束之际，在心理治疗组与控制组之间，患者症状部分缓解的情况无显著差异。然而，在后续随访时，心理治疗组更倾向于能够维持治疗获益，而接受常规治疗的组更有可能复发。两组间的显著性差异在后续随访时进一步扩大，42个月时30%的心理治疗组患者维持了部分缓解，而常规治疗组患者只有4.4%。

对儿童青少年的心理动力治疗实证基础

一项综述系统地回顾了儿童青少年心理动力治疗的实证基础（Midgley & Kennedy，2011），它确认了34项清晰的研究，包括9项随机控制研究。其中，几近一半的研究（15项）于2004—2011年间发表，这一时期对儿童心理动力治疗效果的研究呈指数级增长。尽管很多研究是小样本的且缺乏控制组，限制了疗效的说服力，但这项综述展示了越来越多的证据，证明儿童青少年心理治疗的有效性。研究者注意到，大多数研究都是基于"有相对严重困扰的临床转介案例"，即患者是一些呈现出一系列困难而非被诊断为特定障碍的儿童（p.6）。这提示，得出的结论很可能与"真实世界"中的临床设置是相关的。这一点很重要，很多被引用来支持"循证"干预的研究都使用征招被试，即患者是经过筛选，符合某种特定诊断的。有复杂议题或共病表现的儿童，往往被这些研究排除在外。然而，正是这些孩子越来越多地见于儿童公共心理健康服务当中，并被转介到儿童心理治疗师那里。

Midgley 和 Kennedy 的综述中有很多研究都不同寻常，包括对儿童进行长期追踪，其中7项研究追踪了18个月，另外7项研究追踪了2年，6项研究追踪了至少4年（其中一项研究甚至包括了成年后的结果；Schachter & Target，2009）。

总之，Midgley 和 Kennedy（2011）发现，儿童青少年心理动力治疗似乎与其他对照的治疗同样有效，他们注意到一个特别强有力的实证基础（Horn et al.，2005；Target & Fonagy，1994a，1994b；Trowell et al.，2007）。也有证据显示，这种治疗的疗效模式即"沉睡"效应（Kolvin，Macmillan，Nicol，& Wrate，1988）可能与其他治疗有所不同，治疗期间的好转要慢于其他心理治疗，但改善会持续到治疗结束之后（Midgley & Kennedy，2011，p.248；Muratori，Picchi，Bruni，Patarnello，& Romagnoli，2003；Muratori et al.，2005；参见以下对 Trowell 等的讨论，2007）。

这些发现在很大程度上得到了另一项儿童青少年短程心理动力治疗的系统回顾与元分析的支持（Abbass，Rabung，Leichsenring，Refseth，& Midgley，2013）。这项综述使用更狭窄的入组标准来选定高质量的研究，它找到了11项研究，共655名患者，涵盖了广泛的焦虑抑郁症状。他们发现，有证据支持短程心理动力治疗对常见心理障碍是有效的，其疗效往往在治疗结束之后还会增强；要区分短程心理动力治疗与其他心理治疗的有效性则缺乏证据。他们也注意到，因为研究与分析的异质性，以及结论基于相对较少的研究数量，数据需要谨慎加以解释。

STPP 对抑郁儿童青少年进行治疗的实证基础

上面的系统回顾还包括 Trowell 与同事所做的一项研究，这是关于 STPP 对抑郁儿童青少年进行治疗的研究（2003，2007）。这个随机控制实验由 3 个治疗中心实施——伦敦的塔维斯托克中心、赫尔辛基的儿童医院和雅典的阿吉纳·索菲亚（Agnia Sophia）儿童医院，被试包括 72 名 9—15 岁、符合重度抑郁症或恶劣心境诊断标准的儿童。每个中心的患者被随机分配到上述的 STPP 组（在这项研究中是聚焦式个体精神分析心理治疗），或者系统式家庭治疗组。聚焦式个体精神分析心理治疗非常接近本手册所描述的方法，包括最多 30 次每次 50 分钟的儿童治疗和 15 次的父母治疗（每 2 次儿童治疗就有 1 次父母治疗）。在家庭治疗组中，最多有 14 次 90 分钟的治疗。在治疗结束之际，两组患者的抑郁症状都有显著减轻——STPP 组有 74.3% 的案例、家庭组有 75.7% 的案例不再符合抑郁症的诊断标准（包括恶劣心境和"双相抑郁症"）。在后续的随访中，治疗结束 6 个月之后，100% 的 STPP 组患者不再符合临床抑郁症诊断，这再一次提示了 STPP 的"沉睡效应"，而家庭治疗组的患者只有 81% 不再符合临床抑郁诊断（尽管这种差别只在剔除了 4 个无法进行后续随访的家庭治疗案例之后才有统计显著性）。

在这项研究的基础上，研究者还为抑郁青少年的治疗师提出了一系列治疗建议：关注潜在的抑郁行为与掩盖症状；将家庭纳入治疗计划，促进家庭的沟通；投入时间和精力与专业网络互动；促进学校的参与；意识到工作对治疗师的情感冲击（Trowell & Dowling，2011，p.252）等。

本手册中所描述的 STPP 是目前正在进行的两项临床实验的目标，第一项是迄今最大的青少年心理动力治疗随机控制实验——IMPACT 实验（Goodyer et al., 2011）。这是一项多治疗中心的、以实际效果为优先的实验，包括480名11—17岁（包含两端年龄）的中重度抑郁症患者，他们分布在伦敦北部、英格兰东部以及英格兰西北部3个地区。在每一个治疗中心，患者都被随机分配到 STPP 组、认知行为治疗组（包括30周之内的20次治疗）以及特殊临床照顾组（30周之内的12次治疗）。在基线、6周、12周、36周、52周和86周时对患者进行评估。治疗在常规临床设置下进行，由训练有素、适合每一种治疗模式的专家实施。

　　另一个子样本包括77名参加临床实验的青少年。他们的父母和治疗师都需接受深度访谈，来作为"IMPACT-ME*"这项长期质性研究的一部分（Midgley，Ansaldo & Target，2014）。治疗开始前，首先了解青少年对抑郁症的感受，确认他们所描述的5项指标——"痛苦、绝望和哭泣""对自己和他人的愤怒和暴力""对一切都很无望的态度""孤独、与世隔绝"以及"对学业的影响"（Midgley et al.，2015）。以及还需问及他们对治疗的愿望和期待，将青少年所表达的看法分为了5个主题——"想象治疗中会发生什么困难""'谈话治疗'本身""治疗师就是医生""治疗是一种关系"以及"恢复原来的我或者发展出新的能力"（Midgley et al.，2014）。此外，5位治疗师也接受了采访，以了解他们对于在与青少年治疗的平行过程中进行心理动力的父母工作，以及与父母的童年经历一起工作的看法。治疗师们强调，需要协商以便让父母允许这样的工作模式，接受这种模式与成人个体治疗的差异（Whitefield & Midgley，2015）。另外，从一开始就介入这项实验发展进程的心理治疗师，也被问及他们的体会。治疗师们强调了加入一项研究的适应过程——不断增加的信心以及对此保持开放的态度（Henton & Midgley，2012）。

———————————

　*"ME"是 My Experience 的缩写。

目前，评估 STPP 有效性的第二项研究——对青少年移情工作的首次实验研究（the First Experimental Study of Transference work-In Teenagers，FEST-IT）——正在挪威进行（Ulberg，Hersoug & Hoglend，2012）。这是一项"内部拆分研究"，即将 STPP 对抑郁青少年的有效性与同样的 STPP 治疗相比较，只是一组不使用移情的解释（在不使用移情解释的研究组中，治疗师会在内心注意到移情和反移情，但不做任何清晰的解释）。其结果验证了另一项相似的成人研究，两种模式的 STPP 都被发现是有效的，但依某种重要的患者特质而有不同的效果（Hoglend et al.，2008）。

尽管 IMPACT 与 FEST-IT 研究的结果尚未发表，但有一小部分持续增加的证据支持儿童心理动力治疗的有效性。鼓舞人心的指征显示，STPP 在治疗儿童青少年抑郁症方面可能有特别的效果（Trowell et al.，2007）。在这一证据的基础上发展出的英国国家指导原则建议，对儿童青少年抑郁症的治疗采用"至少3个月的心理动力治疗"（NICE，2015，1.6.1.2），以及"个体儿童心理治疗（大约30周的治疗会谈）"（1.6.3.3）。

心理动力治疗的适用性：证据

Midgley 和 Kennedy（2011）在对儿童青少年心理动力治疗的系统回顾中指出，有些证据显示，针对具有情感或内化问题的儿童，其治疗反应好于具有破坏性或外化问题（p.248）的儿童，但具有破坏性问题的儿童如果积极参与治疗，则治疗是有效的（p.249）。美国儿童青少年精神病协会（American Academy of Child & Adolescent Psychiatry，AACAP）认为，心理动力治疗"被有效地用于治疗轻中度的内化问题和外化问题、发展性的性格困难和适应不良，以及对生活事件的内在反应"，这对"复杂个案是有帮助的，因为它强调了潜在的心理功能"（AACAP，2012，p.547）。AACAP 还认为，需要考虑儿童的能力，以及"与治疗师一起工作至自我理解的能力"（p.547）。

有关成人心理动力治疗的适用性也相应地缺乏确定性。有人认为，患者的"客体关系功能、动机和'心理感受性'似乎对心理动力治疗的结果具有低到中度的影响力"（de Jonge，Van & Peen，2013，p.35），然而一项关于惊恐障碍的心理动力治疗的研究结果并未发现心理感受性与治疗结果有何关联（Busch，Milrod，& Slinger，1999）。Svanborg、Gustavsson 和 Weinryb（1999）研究了治疗师认为对于心理动力治疗至关重要的特质。研究发现，治疗师更倾向于推荐，更为健康的和特征性问题为神经症人格结构的患者进入治疗。Driessen 及其同事（2010）在他们对抑郁成人的短程心理动力治疗的元分析中发现，在不同年龄组（成人或老年人）、不同的抑郁程度以及不同性别之间，治疗的有效性并无差别。

Busch 及其同事认为，抑郁成人心理动力治疗的积极指征可能在于心理学的思考能力、对复杂关系的反思能力以及理解症状根源的动机如何；而形成工作联盟的明显困难、无法忍受挫折则是反向指征（Busch，Rudden & Shapiro，2004，p.6）。他们还发现，重度抑郁症也是反向指征之一。然而，他们也指出，没有这些特质的患者也有能力好好使用心理动力治疗（Busch，Milrod & Slinger，199）。这表明，更多的结构性短程心理动力治疗可能适合于更为广泛的患者群体。

与此相反，上文提到的塔维斯托克研究（TADS；Fonagy et al.，2015）显示，精神分析心理治疗对难治的重度抑郁成人是有疗效的。这项研究中，患者平均罹患抑郁症20年左右，且在之前曾经尝试过4次左右的治疗，均以失败告终。

概括而言，大多数文献所呈现的观点——最多也就是临床经验拼凑起来的证据是，心理动力治疗可能对这样的患者最为适合：有心理学思维、能够建立稳定的治疗关系、更有可能是内化问题的个体。然而，这一观点基本上是基于对成人心理治疗的研究，并不被大多数儿童心理动力治疗的临床工作者所认可。他们更多的是与儿童青少年一起工作，这样的患者很难用言语明确表达自己（例如，通过游戏来工作或通过对无意识交流的解释来工作），其行为极度受到扰动，症状也很严重。很多儿童心理治疗师相信比昂（Bion，1957，1959）、温尼科特（Winnicott，1958）或安娜·弗洛伊德（A. Freud，1966）的观点，他们以不同的方式描述了，与自我功能受损或者自我贫乏的患者开展心理动力的工作（参见 Williams，1997a）。

事实上，英国国家健康体系（National Health Service，NHS）的儿童精神分析心理治疗案例统计显示，心理动力治疗往往作为"最后的解决之道"（例如，其他更为短程的干预失败之后），或者针对最为复杂的个案（Kam & Midgley，2006；Rance，2003）。儿童心理治疗可以服务于有学习障碍的儿童（Sinason，1986），他们并不符合"具有心理学思维的患者"这样的描述；也可以服务于早年被忽视和被虐待的特殊儿童，他们的行为可能极为混乱并令人不安（Boston & Szur，1983；Canham，2004；Cregeen，2009；Rustin，2001）。与之形成对比的是，在青少年人际治疗（Interpersonal Therapy with Addescents，IPT-A）中，无自杀企图和无精神病性症状被认为是，患者进入治疗所必备的（Mufson，Dorta，Moreau，& Weissman，1993，p.36）。在循证治疗中，考虑患者自己的选择也是至关重要的。我们有必要提供一系列治疗方法，以便契合患者的需求，患者需要一种治疗方法让他们的体验可以被思考，以更加开放的方式被探索，并聚焦在体验的意义层面上。认为心理动力治疗不适合最严重的抑郁症的观点，也显然与塔维斯托克的研究（TADS，Fonagy et al.，2015）、Trowell 与同事（2007）对童年期抑郁的研究以及从 IMPACT 实验（Goodyer et al.，2011）中获得的临床经验不符。我们将在后面进一步讨论（参见第三章中的"STPP 的转介"）。

青少年抑郁症的短程精神分析心理治疗：框架与过程

针对患有抑郁症的年轻人的短程精神分析心理治疗（STPP）是一种有时限的治疗，它将年轻人的困难放在青少年期发展任务的背景下考虑。STPP广泛地采纳了长程精神分析心理治疗中的重要原则（如：Trowell et al.，2007；Busch，Rudden，& Shapiro，2004），无论是在和年轻人的工作中，还是在该模型不可或缺的与父母或照顾者的工作中，其工作的核心都是对各种各样的情绪体验赋予意义。此外，STPP也符合美国儿童青少年精神病协会（AACAP，2012）对与儿童进行的心理动力工作的"实践标准"。

STPP 的原则、目标和技术

STPP是一个有时限的精神分析心理治疗模型，它包括每周1次、共28次的治疗，以及最多7次平行地为父母或照顾者提供的治疗（也就是每4次针对患者的治疗，对应1次针对患者父母或照顾者的治疗；针对父母或照顾者的治疗将在第五章中详述）。和长程精神分析心理治疗一样，如果要对深层的恐惧，包括对被抛弃的恐惧和对年轻人自身破坏性的恐惧进行工作，那么设置必须是可预期和可靠的。治疗的中断需要被小心地处理，假期需要提前告知。因此，除了无法避免的情况之外，治疗会与长程的工作一样开展：有规律的间隔；每周的同一天；一天中的同一个时间；在相同的房间，这能提供一种被保护的有隐私的环境。

这种时长的个人精神分析心理治疗是一种行之有效的干预。但是，对某些非常困难的年轻人来说，负责评估或者治疗的治疗师可能会感到时间仍然不足。STPP 有时限的特点对一些治疗师，尤其是更熟悉开放式结尾的心理治疗师来说，可能像是对患者和治疗师的一种残酷的、强制性的压力，特别是当他们要和有重度抑郁症，或者具有长期丧失和被抛弃历史的（这是重要的反移情议题，本章会依次进行讨论）青少年一起工作的时候。事实上，在 IMPACT 实验中我们就已经有所耳闻，治疗师倾向于低估有时限的治疗所具有的潜在价值（Cassidy，2011；Molnos，1995）。如果出现这样的情况，那么在提供 STPP 的同时，也要记住，对于特定的年轻人来说，在某些点上他们可能需要更多的治疗。

不过，年轻人自己，尤其是之前没有治疗经验的人，并不会认为 STPP 是短程的——28 次治疗对他们中的很多人来说已经很多了，它相当于几乎一整个学年，并且通常会遇到至少两次假期。年轻人常常表示，这样的时间框架对他们来说是较易管理的，这使他们能够将自己投入一段体验中，获得一个实质性的机会，就分离的关键议题和攻击性的管理进行工作。实际上，很多年轻人可能害怕掉到一个长期承诺的陷阱当中，有时限的协议允许他们真实地体验治疗可以为他们提供的东西，而不会引发对依赖的强烈恐惧或者过度的幽闭恐惧。Briggs、Maxwell 和 Keenan（2015）认为，年轻人对有时限的治疗会产生两种截然不同的反应——"对某些青少年来说，即便是短程治疗也可能让他们感到被套牢，然而对其他一些人来说，任何对结束的想法的暗示都可能被体验为一种抛弃或是对发展中的成人自我的侮辱。"（pp.315-316）。

在有时限的精神分析心理治疗中，治疗师需要牢记温尼科特的建议，不要问"我可以做到多少？"而是问"至少需要做些什么？"（Winnicott，

1962，p.166，原作中强调）。治疗师和年轻人都要警惕对于完全治愈的全能幻想，并且有能力朝着一个具有现实感的"足够好的"结果去工作（Lanyado，1999a）。

　　STPP 和其他针对儿童和年轻人的长程精神分析治疗一样，理想的情况下，对患者的个人治疗需要伴随平行的父母工作，以及精神分析的督导。相应的内容将在第五章和第六章中详细描述。在本节余下的篇幅中，我们首先会简要地提及，与父母或年轻人的其他外部环境网络联络的原则——这些是儿童心理治疗师必须要承担的工作。之后，我们会聚焦于对年轻人的个体工作——STPP 的目标及其中使用的技术。

与父母、照顾者和学校的联络

　　与父母或照顾者的联络，对于保持 STPP 的合作性取向来说是必要的。其目的是，帮助父母或照顾者去支持孩子的治疗，并使治疗师可以有机会和他们讨论正在发生的所有重要变化。如果年轻人由政府照顾，则与照顾者的联络原则还需要扩展到相关的社工、居住地管理者，或者重要的工作人员。考量的基础是，哪些人在法律上要对年轻人负责，而哪些人对他的情绪健康和发展负责，在这个过程中，也要参考年轻人的偏好。

　　首次会见时，对保密和秘密进行区分通常是有帮助的。这意味着，如果年轻人想要与父母或其他人讨论治疗是可以的（这并不是一个秘密），而如果年轻人不想这样做，我们不鼓励父母强制性地要求孩子，或是提出侵入性的问题。但是，治疗师要对会谈材料保密。任何时候，如果治疗师打算与其他人谈论任何在治疗中呈现出的内容，都要先与年轻人做讨论。保密原则例外的情况可能出现在儿童保护（或"安全防护"）问题上，对青少年来说，通常涉及对自己和对外界有风险的行为。儿童心理治疗师要保证，在采取行动之前，先和患者讨论需要其他人（例如父母、照顾者或社会服务人员）参与的情况。

在年轻人和父母同意的情况下，任何基于临床的治疗工作都有必要与年轻人所在的学校进行沟通。然而，对于治疗师而言，要确定给予什么样的信息会有帮助，往往也是个挑战。当年轻人知道教师或是导师至少了解一部分他的体验时，他可能会感到释然。年轻人的抑郁程度可能会影响治疗师要和学校做多大程度的交流。但对于年轻人参与治疗行之有效的是，争取学校的支持，提高他们对年轻人的需求的敏感性，同时获取年轻人在校的学业情况和同伴关系等重要信息。

STPP 对患有抑郁症的年轻人的治疗目标

对患有抑郁症的年轻人，STPP 的治疗目标不仅是关注"症状的缓解"（尽管这一点当然是重要的），还要处理潜在的抑郁易感因素，尝试构建更高的复原力，并培养年轻人掌控困难感受和体验的能力。在 STPP 模型中，年轻人的症状被理解为直接与潜在的动力有关。获得更强的复原力的方式是，聚焦于可能导致年轻人抑郁的核心人格组织（这些核心的抑郁动力的主要特征已经在第一章中描述过）。如果这些部分被成功处理，就有可能获得以下这些治疗成果（摘自 Busch，Rudden，& Shapiro，2004）：

- 能够更好地掌控抑郁的感受和攻击性；
- 能够更不容易内疚和自我贬低；
- 能够对自己以及别人的行为和动机有更加现实的评估；
- 能够拥有发展得更好的自主感；
- 能够拥有更好的思考能力而不是用行动来表达他的情绪（"诉诸行动"）；
- 能够对自己的责任以及内部和外部幻想与现实之间的区别有更加现实的看法；
- 在面对丧失、失望和批评的时候，能够对抑郁更不易感；
- 发展出自己的身份认同感。

接下来呈现的治疗原则和技术是为了，能够让年轻人有机会最大程度地获得这些效果——尤其是更好地掌控当前的抑郁感受（症状的改善）和减轻抑郁的易感性（提升复原力）。

反移情、无意识沟通和治疗关系

反移情和无意识沟通

与其他所有关注无意识心理生活的心理治疗方法一样，移情关系是STPP的核心。它可能通过言语交流展现，也可能通过将治疗师放到患者的位置上，去体验患者觉得有问题的感受来展现，以期证明这些感受是可以被掌控的（如上文所讨论的，这可能是投射认同的结果）。例如，一些年轻人可能会内隐或外显地要求，让治疗师去扮演戏剧中各种不同的角色，如被排挤的，并表达与之有关的相应情绪。这可以是一种有用的沟通方式，但如果变成一种习惯性方式，治疗师就需要考虑这是不是对其工作范围的一种控制（Boston & Szur，1983；Sandler，1976）。

因为我们假设，治疗师处理困难体验的能力会被年轻人内化，随后会成为他们自身能力的一部分，所以关系的这些方面就构成了治疗体验的重要部分（Bion，1962a）。这些内化了的特质的可用性，超越了任何可能获得的特定反思，也因此使治疗体验可以被泛化而不仅仅局限在解决特定问题上。这一点对于理解，有时限和焦点（例如在抑郁诊断中出现的）的工作为何可以对年轻人的功能具有更加广泛的影响力，非常重要。

直接对负性移情进行工作也同样极其重要。能够承认年轻人所有的消极感受——痛苦、愤怒、破坏性、敌意、自我破坏，将它们用语言表达出来，承受它们而不需要去"寻找光明的一面"，且允许并承受年轻人对治疗师这个人产生的消极感受和想法，都是STPP工作过程中很重要的方面，尽管从外部来看这似乎意味着"治疗联盟"的破裂。在抑郁的背景下，工作过程中这些消极感受的发展显得尤其重要，因为在这里，理想化和贬低、自我憎恨以及内疚感很可能是核心议题（Emanuel，Miller，& Rustin，2002；Rhode，2011；Trowell & Dowling，2011）。

　　解释的技术是精神分析工作的核心，下文会对此进行阐述（"解释的种类"）。"引发变化的解释"这一概念来源于Strachey（1934），他认为，移情关系里的解释可以通过鼓励患者识别他的无意识本能，尤其是攻击部分，从而引发深刻的变化。

治疗联盟

　　"治疗联盟"或"工作联盟"这一概念，现在已经被广泛应用在所有类型的治疗当中。研究结果一致表明，在治疗的早期阶段建立这样的联盟是良好疗效的预测因子之一（Martin，Garske，& Davis，2000；Norcross，2011）（有时也被称为"治疗关系"，但该词更多地被用来表示更广泛意义上的关系）。这一概念在传统精神分析中最早被提出（Zetzel，1956），清楚地植根于弗洛伊德正性移情的概念中，被认为不仅是"无可非议"而且是"成功的"工具（Freud，1912b，p.105）。弗洛伊德还将患者描述为医生的"合作者"（Freud，1895d），而分析情境则是"将丢失的领土返还给（患者的）自我的一个协定"（1940a，p.173）。

　　Greenson和Wexler（Greenson，1967；Greenson & Wexler，1969）详述了治疗关系的三个方面：移情关系；"真实的关系"，基于患者对治疗师及彼此关系的准确观察；"工作联盟"。他们将工作联盟定义为"患者与分析师之间非中立的、理性的、合理的密切关系，能够促使他尽管有移情冲动，也能有目的地在分析情境中工作"（Greenson & Wexler，1969，p.29），可能在任何时候都"包含着最终需要被分析的婴儿神经症的成分"（Greenson，1967，p.193）。此外，Luborsky（1976）在心理动力学的传统上区分了治疗早期与后期的治疗联盟。在早期，联盟的特点是，患者对于来自治疗师的支持和帮助的感知；而后期，则是为了克服患者的困难而共同工作的感觉。在更近的研究中，Nuttall（2000）采用涵容（Bion，1962a）的概念，将治疗联盟定义为"可靠和理解性的容器，其中可能发生（治疗性改变）"（p.23）。在精神分析的儿童心理治疗实践中，将联盟概念化为容器的基础是"收集移情"（Meltzer，1967）的观点，以及患者对于与治疗师关系的焦虑，其中必然包括积极和消极的元素。

与 Greenson 的观点相似的概念化，既承认移情和治疗联盟之间的动力性互动，也为我们分开考察两者留出了空间。需要牢记于心的是，无论是"阻抗"还是"负性移情"，二者都是 STPP 的关键元素，不应该将之与好的治疗联盟相对立。应当将修通这些元素视为，更广泛的治疗联盟框架中的一部分，也应该将其看作是核心的部分（这一点将在 STPP 的中间阶段详细阐述，在第四章中的"移情关系的加深，包括阻抗与负性移情"部分）。

在其他心理治疗模型中，治疗联盟概念的发展已经对其原来的意思做了改变，尤其在人本主义的领域中，强调的是治疗师的共情和温暖。一些关于治疗联盟的实证研究采用了 Bordin（1979）对其中三个因素所做的区分：对任务达成一致，对目标达成一致，以及患者和治疗师之间的联结。像"任务"和"目标"这样的术语其实并不完全符合 STPP 的治疗方法，但是对于治疗"目标（goal）"这个观点，用符合精神分析实践的方法将其修订为某个重要的"目的（aim）"会更有帮助（Emanuel，Catty，Anscombe，Cantle，& Muller，2014；Meltzer，1969），或者将其作为"希望和期待"（Urwin，2009）则会更有操作性的帮助。（在日常结果监测中使用目的或基于目标的方法，会在第五章的"设置、回顾、合作和日常结果监测"中讨论）。

以治疗联盟为主题的实证研究，其数量之大（Martin，Garske，& Davis，2000；Norcross，2011）远超其在临床文献中的讨论（Wynn Parry & Birkett，1966；Catty，2006）。实证研究已经证明了治疗联盟和治疗效果之间的紧密关联，但也造成了一些误导——认为联盟本身就有治愈作用（Catty，2006），相比较而言，临床精神分析视角将联盟视为"对治疗性改变的一种必要但不充分的条件"（Hanley，1994，p.457）。

过去十年间，对治疗联盟的研究，越来越多地关注到联盟中的波动或者"断裂"和"修复"所扮演的角色（Safran，Muran，& Eubanks-Carter，2011）。某些指标显示，在一个成功的治疗中，治疗联盟的模式是开始较好，随后似乎变得"更遭"或是发生"断裂"，如果就此进行工作或"修复"，就会使得联盟在治疗结束前得到改善（Safran，Muran，& Eubanks-Carter，2011）。这似乎为"精神分析心理治疗强调对消极和积极移情都要工作"的观点提供了实证的支持。而 Long 和 Trowell（2001）也确实在一项针对受到性虐待的女孩的研究中发现，在效果较好的案例中，治疗师都能够就负性移情进行讨论，尤其是在结束阶段（这些案例同时也是父母参与到治疗中的那些案例）。

技术

就像其他长程精神分析心理治疗一样，尽管对移情工作和对无意识材料的解释是 STPP 中最关键的精神分析技术，但是采纳其他干预方法仍然是有帮助的，关键在于如何平衡这些元素。解释和其他非解释性干预方法都可以使用以下四种干预模式（AACAP，2012，P.554）：

- 直接的——治疗师直接提及儿童或年轻人当前的外表或行为（描述）；
- 治疗师相关模式——治疗师提及儿童或年轻人对于移情方面的感知（此刻如何看待治疗师）；
- 间接的——治疗师通过游戏或他人的比喻提及儿童或年轻人的行为（见下文"转置中的解释"）；
- 治疗师的视角——治疗师评论自己的想法，鼓励患者考察这些观点。

反思对某个特定患者最有用的技术，是持续督导中的一个焦点，是对有时限工作的必要支持，并且应当与评估阶段产生的个案概念化相联系。督导对于澄清移情的性质以及帮助形成解释的内容来说尤其重要。

解释的种类

解释是指，治疗师用于将材料的潜在部分外显化的任何干预方式，尤其是与无意识过程有关的部分。解释来源于治疗师对年轻人的焦虑和防御的全面概念化，以及对所有无意识幻想模式的探索（Joseph，1985）。解释是精神分析技术的核心，存在不同的形式，详述如下。

对移情的解释

对于很多年轻人来说，治疗在多大程度上能够成为一种持久的内部资源，很大程度取决于治疗师对移情的恰当解释。出现的所有议题都与移情和反移情的发展具有某种相关性，并且治疗需要至少在某种程度上，就年轻人对治疗师的感受有所讨论（Alvarez，2012；Mitrani，2001；Roth，2001）。此外，治疗师还需要在处理移情以及联结当前与过去的外部经验这两个部分之间有所平衡，并找到正确的时间点。而治疗关系提供了一个机会，用来学习可以引起变化的新联结方式（Fonagy，1999；Rustin，1999），也正因为如此，对移情的工作才是必要的。不过，青少年很容易感觉被套牢，因而一定要认可治疗之外的体验的重要性，并将它们带到治疗中来。例如同辈关系，包括与男（女）朋友的关系，与兄弟姐妹的关系。治疗师可以将所有这些元素作为基本材料来对移情进行探索。移情的元素可能会出现在任何此处描述的其他类型的解释中。

转置中的解释

在精神分析性的儿童和青少年心理治疗中，转置中的解释（A. Freud，

1966；Hurry，1998）被广泛地使用。尤其是对那些害怕与治疗师直接产生关系的孩子来说，这种将感受归于游戏中人物的技术，不会即刻将它们联系到孩子和治疗师，因而可能会相当有效。例如，对一个较小的孩子，治疗师可能会这样评论："熊宝宝看起来很生气，因为熊妈妈走开了"。这一技术可以延伸用在与年长一些的青少年的工作中，即描述在房间里的感受，但是不立刻将此与患者或治疗师相匹配（"感觉今天的结束真的很困难"）。

以患者和治疗师为中心的解释

Steiner（1993）曾讨论过选择解释类型的标准，也就是根据患者在给定时间里，对自己的体验有多大程度的准备，来选择"以患者为中心的"还是"以分析师为中心的"解释：

> 一些分析师，在某些情境中（当患者将解释体验为某些他被迫接受而无法应对的东西时），倾向于将他们的解释以患者对分析师更感兴趣，而不是对他自己头脑中发生了什么更感兴趣的方式来措辞。……我认为这类解释是以分析师为中心的，它们区别于以患者为中心的解释，后者是较为经典的类型，被解释的主要是患者的所思所做，或者他们的愿望……一般来说，以患者为中心的解释更关注传达分析师的理解，而以分析师为中心的解释更容易给患者一种被理解的感觉。（p.133，原作中强调）

例如，对一个非常退缩、对自己的情绪没有任何好奇心的年轻人，治疗师可能会这样说："我知道，也许觉察任何感受都是令人恐惧的事情"。Casaula、Coloma、Colzani 和 Jordan（1997）有效地区分了形成一个解释所必需的心理工作以及选择合适的方式与患者沟通这两个过程。

对过程的解释

对过程的解释聚焦在，治疗师对治疗过程的本质的观察而不是谈话内容。例如，在一次充斥着年轻人的焦虑细节的治疗中，治疗师可能会在治疗进行到一半的时候说："今天你有很多内容要跟我说，多到让我注意到我好像说得不多。我在想，对你来说，是不是很难相信，我会愿意在你所经历的这些令人不安的事情上帮助你。"

对"感受"的解释

对感受的解释是指，明确并命名某些无意识的感受。它反映了言语思考的价值，这是精神分析心理治疗的根本所在。例如，治疗师可能会说："尽管你谈到，最近在学校里，人们对待你的方式是多么令人讨厌，但我注意到，你似乎并没有感到厌烦，实际上，听起来你有点悲伤。"

对防御的解释

对防御的解释聚焦在，在年轻人感知到某种危险的冲动、感受或想法时，他们用来掌控或保护自己的方式。认可这些防御的重要性，可能是允许年轻人被考察并且是他们可能被调整的第一步。例如，治疗师可以说："你好像在告诉我，你理解你的朋友有多粗俗，而且这让她用一种真的是强人所难的方式来对待你。我在想，你是否也因此对她感到愤怒——但又可能，你很不想让她知道，或者不想承担可能会跟她起争执的风险。"这里，治疗师头脑中想到要将这个年轻女孩的防御与她的焦虑联系在一起（Segal，1973，pp.117-124）：她在防御她对朋友的愤怒，因为她担心会惹恼朋友，并且这可能意味着一种更深层的焦虑——有关她所在意的人是否可以容忍和承受她的情绪。

基本的临床技术

描述／澄清

对年轻人的叙述进行描述性的评论，并对他所传达的意思进行基本的澄清，是一种帮助年轻人意识到他需要面对和思考的问题的基本方法。Bibring（1954）对澄清过程的描述如下：

> 澄清……并不是针对……无意识（被压抑的或是被阻碍的）内容，而是针对有意识的或前意识的过程，是患者尚未完全觉察到的，是在其注意之外的，但是当这些内容清晰地呈现在他面前时，他可以或多或少识别出来。（p.755）

对年轻人所描述事件和感受的简单反思，也可以确认他的观点、情绪以及内在的认同感。这些技术有助于支持涵容的过程，Sorenson（1997）强调，它表现在"一个主动且反应性的头脑所产生的某些行动中"（p.118）。

确认

确认是一种干预方式，它是从治疗师的角度向年轻人传达他的感受已经被理解，或是他的情况真的和他所描述的一样。它所传达的意思是，患者的感受和想法是有价值的。例如，治疗师可能会认可上学或者是公共考试给患者带来的压力程度。这种干预方式特别适用某类年轻人，那些从根本上被投射了的，或者那些对于害怕的现实持有更为边缘性的知觉的。例如，对于后者来说，治疗师可能要认可患者在治疗中所听到的某个声音来自治疗室之外（而不是来自年轻人的内心）。当将确认的干预方式应用到微妙的家庭关系领域时，就需要更加老练一些。例如，治疗师在想要确认患者与其有心理健康问题的父母共同居住时的痛苦体验时，注意不要被错误地理解为是在批评患者——这里可能需要对反移情予以充分的注意。

镜映

镜映是对年轻人之感受的反思或认可过程，它聚焦于情绪性的沟通（例如"这真的很伤人"），或者是用行为来传达的意义（例如，对一个一直弯着腰想要把脸隐藏起来的年轻人说，"我们谈论的这些好像是特别隐私的内容"）。又或者，这也可以在转置中实现，例如，治疗师可能会将年轻人的感受，归于他曾讲述过的故事中的一个人物，或者是小孩子游戏中的某个人物。对那些缺乏一致性身份认同感的年轻人来说，镜映的干预方式尤其重要，而抑郁的个案常常都有这样的问题。因此，镜映的工作也是针对这类患者群体进行无意识冲突解释的必要基础，它所传递的信息是治疗师注意到了某些重要的内容。

提问

虽然讨论由年轻人来引领，但治疗师不仅可以使用提问来帮助年轻人详细阐述他所说的内容，也可以帮助他们去澄清他的描述。对那些非常沉默的年轻人，治疗师更需要使用他们对反移情反应的细致观察和关注（见第七章的描述）。

面质

面质是精神分析心理治疗中的一种基本技术。Busch、Rudden 和 Shapiro（2004）这样描述它：

> 对患者的自我破坏或攻击行为的一种深思熟虑的、共情的但用词鲜明的陈述……措辞上通常用来指出此类行为，包括："你有没有注意到你……？"和"你可能没注意到，但每次我建议……的时候，你都倾向于……"。（p.59）

在这样的干预中，治疗师有必要带着一些好奇心或者是探寻的态度，以缓和患者可能感受到的任何批评。

梦的工作

梦的工作在年龄大一些的年轻人中更容易出现，不过有些更年幼甚至是儿童阶段的患者也会带来梦（Rustin，2009a）。治疗师会帮助年轻人去探索其对梦中元素的个人化联想，通过这种方式对直接的显意和隐意有更加深入的理解（Freud，1900a）。这些工作为年轻人确认重要的内在无意识过程打开了一扇窗户，对他们来说，梦中的体验可能是非常真实的。通过它，也可以看到年轻人在区分内在现实和外在事物的能力上有所提升，并且他们与内在体验有了更加丰富的接触。在评估或初始会谈中提及梦，对于提高心理治疗的疗效是非常有帮助的。

解释及其他干预的实施

解释的措辞，往往是技术上的一个主要挑战。一些年轻人对于自己是谁以及该对什么负责的认识不太稳定，他们可能会感到被有关恐惧和愿望的解释所威胁，除非这些解释经过非常小心的措辞。例如，他们有可能将对恐惧的概念化，错误地理解为是对现实的描述（Alvarez，1992a）。可能会有帮助的是，对于那些患者可能会感到受威胁或者受限制的解释进行重新措辞，而不是一再地提供保证。Alvarez（1992）这样描述一个边缘性精神病的小女孩：

> 尽管每一次分离——无论时间有多短暂，都会令她感到惊恐，但是在早些年，我却没办法说出口，她会想象在周末休息期间，可能会有糟糕的事情发生在我俩中的一个人身上：我不得不换一个角度，跟她谈论她的困难，她很难相信我俩能够撑过周末并在周一重见。（p.115）

Alvarez 还强调，对于严重抑郁的年轻人来说，不要用无所不能或躁狂性防御的解释去破坏力量和希望的出现——"区分以下两种状态显然是至关重要的，一种是否认抑郁的躁狂状态，一种是从抑郁中恢复的状态。如果治疗师将两者混淆，就可能真的扼杀了抑郁症患者的希望"（p.132）。

是否能够抱持住这些投射，取决于是否能够将反移情朝向涵容心理痛苦的工作。与严重抑郁的青少年工作的治疗师，和与被严重剥夺的儿童工作的治疗师一样（Boston & Szur, 1983），必须能够掌控对绝望、无价值感、被排斥感等情绪的沟通。通常，类似于"可能我需要理解这种完全没有用/无助/不好的感觉"这样的评论，是非常有作用的，而且它需要先于任何暗含当前感受而实际上属于这个年轻人的评论。如果这类归因出现在尚未成熟的时机，那么年轻人可能会将治疗师的评论错误地理解为，治疗师想以一种他们无法忍受的姿态去修复他们，他们采用变得躁狂、具有破坏性或"刀枪不入"的方式进行回应。Mitrani（2001）认为，在患者内心构建一个涵容的客体的过程，最重要的依靠是治疗师各方面的涵容功能，她在比昂观点的基础上进一步详细描述这些功能，也就是沉思（或者"接受移情"）、转化和公布（或解释）。

一些年轻人对于与性的发展相关的攻击或焦虑感到特别的恐惧，他们通常有严重抑郁，因而，治疗师的负性反移情需要被小心处理。这个强调源自抑郁的精神分析理论模型，该模型显示，在人际背景中掌控攻击性问题可能会导致攻击转向自身（见第　章）。要实现这一点，可以通过描述年轻人感觉需要治疗师拥有什么样的特质可以让他们感到安全。这么做就可以内隐地认可他们的内在恐惧，因为他们担心治疗师可能没有这些特质。同时，这也展示了治疗师对他们的恐惧和需要的理解。例如，如果一个年轻人描述了一个不喜欢孩子的冷漠老师，那么对治疗师来说，在进行移情解释之前，不去承认这一体验的情绪现实就可能令人感觉麻木和无效。

对移情的解释，无论是总体的还是当前时刻的，通常都需要从澄清年轻人对治疗师的感受开始。比如，在前一个例子中，治疗师可以说，"不知道这是不是也让你感觉我并不在意你正在经历的那些体验"。对于非常脆弱的年轻人来说，这可能就是在这点上能够做出的所有关于移情的解释了。而对其他的年轻人，治疗师可能还可以选择将患者对老师和对治疗师的感受，以及他在内心深处对生命中最重要的人物的感受，做进一步的联结，例如，"或许这让你感到，没有人能真正理解你正在经历什么，无论是你的母亲，还是老师，或者是我"。如果年轻人担心治疗师是在回避困难议题，那么回避直接谈论与治疗师的关系可能会加重他的脆弱感。Roth（2001）认为，对移情的解释可以在不同的"层面"进行，解释可以联结当前治疗中的议题与患者个人史中的事件，也可以联结患者的外在世界和他对分析或分析师的幻想，或者也可以将患者利用分析师活现的无意识幻想移到前景。

一些年轻人可能问题非常严重，或者对于卷入和治疗师或他人的关系非常谨慎。这些年轻人通常没有足够的象征化能力，去使用这些可能对其他年轻人有帮助的言语解释。这种象征化能力的缺失，意味着他们常常无法维持移情工作的"假装"元素。因此，一个措辞简单的对移情的解释，可能会让他们感觉到被要求对生活中所有的问题承担责任。对应对这些年轻人的技术有帮助的是，比昂（Bion, 1962a）关于涵容的工作，以及Alvarez（1992a）关于被创伤和虐待的孩子或者对有精神病或边缘型精神病的孩子的工作。

这么说并不是要回避对这样的年轻人进行移情的解释。实际上，他们通常是最基本的治疗素材。但在时机、剂量（被命名的移情材料的数量及其情绪的强度）和措辞上必须要非常小心谨慎，并且必须提前承认实际的外部环境，还需要使用前文所提到的其他技术来做好准备工作（Rhode,

1997；Hurry，1998；Meltzer，1976）。这种小心谨慎在其他技术中当然也是需要的——特别是在提问或面质当中。如果这些感受（对年轻人来说，从本质上）是侵入性的，那么有些非常抑郁的年轻人甚至在接受镜映的干预时也会感到困难。这些年轻人，尤其如果他们很难自由地与治疗师讨论，并且还相当沉默，那么他们可能对于"关系中的非言语方面，如（治疗师的）语气更加受用"（Magagna，2012，p.103）。

针对年龄小的青少年的技术

　　与年龄较小的患者，如更小的青少年一起工作时，技术的使用有着重要的影响。这可能更取决于年轻人情绪发展的阶段而不是他们的实际年龄。小一些的患者更需要父母或照顾者参与到 STPP 模型中的父母工作部分，相反，年龄大一些的青少年则可能不希望父母参与。

　　为年龄小些的青少年患者提供艺术或者游戏材料可能会有帮助。可以在治疗一开始就提供，也可以在治疗开始以后提供。个体临床工作者需要考虑，提供哪些材料，如何将这些材料介绍给患者，如何保密和维护安全，以及治疗结束之后如何处理这些材料。提供艺术或游戏材料对那些情绪不太成熟或者在谈论感受和焦虑方面有困难的年轻人来说，尤其有效。通过对具体材料的操作，这些患者可能会产生意义并沟通，他们会以象征化的形式与治疗师分享并进一步阐述。艺术和游戏材料对一些很容易感到被迫害和侵入的小年龄段青少年也可能会有用。对他们来说，使用这些材料可能会允许好奇心的发展，并因此促进治疗师去探索他们的内在世界［又见 Joseph（1998）对设置的讨论和 Rustin（1971，2009a）关于青少年在治疗中使用写作的观点］。

　　以下片段展示了年龄较小的青少年雅各布是如何通过游戏材料参与治疗的。

　　　　雅各布，12岁，在一个有五个孩子的单亲家庭里排行中间。

母亲目前的伴侣是最小那个孩子的父亲，雅各布和其他几个孩子的父亲都不是同一个，父亲们都没有主动参与到他们的生活中。雅各布和同龄人相比个子相当小，很难相信他已经到了上初中的年龄。他在社交上不太成熟，常常会和其他男孩打架。他上课的时候也很难集中注意力。他被转介到多学科临床中心的原因是行为问题，但是经过评估发现，他这一表现背后是中重度抑郁症。

在与雅各布会面之前，治疗师先见了他的母亲及母亲的伴侣，想给他们一个机会谈一下他们所关心的问题。他们描述，雅各布是一个相当敏感的孩子，不太愿意谈论他的担心或者是感受。他们还形容他和成年人在一起的时候相当压抑；治疗师考虑他是否是一个很容易感到被侵入的孩子。不过，雅各布很喜欢像小孩子一样画画和游戏。考虑到这些情况，治疗师在治疗中为他准备了一盒子游戏材料。有简单的水彩笔、纸、三小罐橡皮泥、细绳、透明胶带、胶水、铅笔、橡皮以及网球大小的泡沫塑料小球，治疗师鼓励他发挥创造性而不对任何特定的游戏形式做出建议。治疗师也希望这些游戏材料可以减少雅各布与自己一对一相处时的紧张，因为直接谈论焦虑可能会让他感到过于困难。

见到雅各布的时候，他看起来比他的实际年龄要小得多。他身形矮小，似乎陷在他的校服当中。一开始和治疗师在一起时，他看起来很不舒服。治疗师对工作及其设置做了介绍，向他解释她是来帮助他一起处理他的担心的。他们会在同一个房间每周见一次面，每次都是50分钟，一共28次。这个盒子和文件夹（用来保存绘画）是给他用的，而且只给他一个人用。在两次治疗之间，治疗师会帮他保存（作品）。就像她会保证这些材料的安全一样，她也会在心里给他留一个位子，即使那一天他并不到临床中心来。雅各布马上对这个主意表示赞同，他一边点头，一边把他的名字写在文件夹上，并默默地查看了盒子的内容。从象征化的角度来说，似乎他对自己的思考空间宣誓了主权。

"被注意到和记住"成了工作中的重要主题。13次治疗之后，雅各布已经知道，他的游戏、话语甚至是行为在治疗中都是有意义的，并且他愉快地期待着治疗师可能给出的各种解释。以下是对圣诞节前的一次治疗的描述，他和治疗师刚刚讨论了即将到来的工作中断。治疗师制作了一个日程表来清晰地告诉他治疗什么时候会中断，最重要的是，什么时候会重新开始。

雅各布拿出红色的橡皮泥，在把它们从盒子里拿出并放到桌子上做准备的时候，他非常小心地收集盒子里的每一个细小碎片。治疗师说他想要把所有的橡皮泥都收集起来，因为它们很容易就被忽略了。她又补充道，他可能感到自己有点像这些细小的橡皮泥。雅各布确认了这一点，"被落下的"，他边点头边说。治疗师谈到雅各布已经告诉过她，他对圣诞节家里可能会出现的紧张的事情感到担心，同时他希望治疗师能够把他放在心里，会想起他，并且在一月份见面之前，可以好好地保管他的盒子和文件夹。雅各布的反应是给自己的手指做了一个橡皮泥的指环，然后说到他对自己和治疗以及治疗师之间联结的可能想法。他很快地瞥了治疗师一眼，然后开始压平橡皮泥，用一根水彩笔当擀面杖，用橡皮泥盒子的盖子当模板做出了一些圆，告诉治疗师他正在做"老鼠派"。他用这些圆给空盒子做了"油酥"盖子，还在上面加了香肠形状的橡皮泥。他小心地卷起油酥盖子的边，告诉治疗师"这是壳，可以让它们变得更结实"。

治疗师谈到这个派代表了治疗，因为发生了一些事情使雅各布变得更强了。令人惊讶的是，雅各布表示他理解这个比喻，他还把他的感受比作派里面的"肉"。他们花了几分钟时间思考了他进入治疗之后的改变,对他来说感到被珍视是如此重要,尽管中断是困难的,但他真的感受到这个地方是为了他的感受而存在的。治疗师补充道,从长远来看,他有希望更好地学会掌控自己的感受。

雅各布点了点头然后继续玩橡皮泥,沉默着也沉思着,直到治疗师告诉他还有五分钟他就得走了。雅各布看了一眼时钟,只表现出一点点失望的迹象,但是他做出咬紧牙关很疼痛的姿势,他在油酥盖子上捅出了几个洞,告诉治疗师这是为了"让蒸汽冒出来"。治疗师的回应是,这与他对圣诞节治疗中断以及治疗结束的愤怒有联结,但是她也提醒他,治疗是一个安全的、可以释放蒸汽的地方。她还提醒他,在圣诞假期之前还有三次治疗,他们还有时间来思考这个议题。

在这一次治疗中,我们可以看到,雅各布使用游戏材料的方式表达了他无法仅使用语言来表达的内容。他很享受使用游戏中的比喻来表达自己,其抑郁的主要表现在于对自己的沟通能力和让别人理解他的想法和感受感到绝望,对于他这样一个男孩,这无疑是一个重要的启示。

个案管理、协同工作和精神病性议题

提供STPP的儿童心理治疗师也需要和多学科团队的成员相互联络,以支持治疗、管理风险或是回顾整个进程。这包括对服药(如抗抑郁药)的考虑和管理,例如当抑郁的程度涉及风险的讨论、自我伤害的情况、精神病性思维,或者是在任何情况下抑郁症状忽然加重时。

在多学科临床工作的背景下,让参与STPP的年轻人拥有一名个案经理（有时候也称为"实践领导者""个案持有人"或"照料协调人"）是非常有效的临床实践，这个人对于监督与年轻人、家庭和关系网络参与有关的各种临床工作负有全面的责任。由谁来承担这个位置根据当地的临床或服务文化、资源以及环境各有不同，也根据每个个案的临床需要、风险及其他因素而有所差别。在 STPP 工作中，年轻人的治疗师也可能是个案经理。不过，这个角色也可以由 STPP 的父母工作者或多学科临床团队中的第三方成员（如一名儿童青少年精神科医生）来担当。无论由谁来承担这一职责，最重要的是，要在精神分析流派的本质水平上尊重和维护治疗年轻人的框架。这就包括所有临床工作者要对年轻人的 STPP 治疗保持一个清晰的界限，临床工作者、年轻人自己、父母或照顾者、以及关系网络（如学校或社工）之间的任何沟通都要将这一点牢记于心。从青少年期的发展任务和焦虑的角度来说，这一点也是必要的，因为这个阶段的年轻人需要体验一些分离，以及从父母（和其他成年人）那里获得隐私权，同时仍需要依赖父母般的人物，不过要可接触但不会有被侵入的压力的。STPP 治疗中的年轻人，需要了解家庭或专业关系网络的存在并且这一网络对他的困难和需求保持着警觉；他们还需要了解这个网络能够承受与其自身相关的焦虑，从而使得一个被保护的情绪空间以及个体的治疗关系可以独立地在治疗中发展出来。

根据上文所概括的结构，临床工作者需要在治疗之前就同意，根据特定的患者或家庭所提出的要求，制订关于他们之间沟通上的安排。需要考虑临床工作者之间会面的功能、形式和频率。就像其他多学科服务中的临床工作一样，这是一个动态的情境，随着 STPP 的进程以及对年轻人及其家庭的临床知识的积累，最初商定的安排可能需要修订。例如，有关风险和安全的具体问题，可能就需要在临床工作中进行更紧密的合作、沟通以及分享。不过，其他议题也有可能会给与年轻人及其家庭工作的临床工作者带来压力。例如，可能家庭的动力会以一种无意识或十分细微的方式影响整个临床团队的功能，导致差异巨大的临床观点或同事之间的冲突。在某些个案中，这些可能会与家庭的功能产生情绪上的共振，或者，它们有可能被理解为来自不同临床工作者与不同家庭成员之间的不同关系体验。当一个较大的专业关系网络参与进来时，观点不同的可能性就会增加（有时候是有帮助的，但有时候不是）。个案经理的责任就是要在临床情境中纵观全局，确保在某个临床团队内部、临床团队与家庭之间，以及临床团队与更广泛的关系网络之间，存在一个有帮助的沟通框架。

并行的精神科治疗与药物的使用

在某些情况下，更多的医疗投入，包括药物的使用是必要的。这可能取决于年轻人抑郁的严重程度和持续时间，以及精神病症状或其他诸如惊恐发作或是躯体症状的出现。任何药物的处方都需要由精神科同事开出，这是他们的职责所在，但是合作者之间分享信息和临床理解对于处方的决定是有帮助的，如果平行的父母工作正在进行，那么也包括父母工作者。在英国，多学科团队可以参考英国国家卫生与保健优化研究所关于儿童和青少年抑郁的指南（NICE，2015），针对中重度抑郁症，建议在治疗初始使用氟西汀和心理治疗相结合的方式（2.2.10.4）——如果在4～6次治疗会谈后，抑郁症没有受到任何影响，那么需要提供氟西汀（2.2.10.7）。指南清晰地表明，不应该在没有并行心理治疗的情况下给予抗抑郁药物（2.2.10.9）。

即使父母或照顾者并没有参与到父母工作中，他们在决策过程中的合作性帮助，对于支持和监测年轻人的药物使用仍然很有价值。有趣的是，在IMPACT实验中，参与STPP的年轻人大部分都没有接受药物治疗——对药物的需要通常在治疗中会被探讨，但最终并不一定会开出处方。有关精神病症状的问题将在下文中进一步讨论（见第七章中的"精神病性症状"部分）。

对如下两种不同的情境进行区分是重要的：一种情境是，在治疗的同时给予药物或其他医疗干预是必需的甚至是根本性的；而另一种情况是，对药物的需求是高焦虑水平的一种表达，这在对严重抑郁的年轻人的工作中也是很典型的。有这样一种可能性，年轻人或他们的父母可能会联系精神科医生（如果已经知道他们的情况）或个案经理要求药物治疗，或者实在地传递他们的焦虑或不满。这可能是一个恰当的需求，但也可能是他们在此刻对治疗缺乏信心的一种表现（这部分将在第七章做进一步讨论）。如果是后一种情况，那么非常重要的一点就是，要清晰地表示整个治疗团队会共同形成一个合适的方案。这点之所以非常重要，是因为青少年的一种普遍行为模式就是让父母相互斗争，而这个模式也可能会在治疗设置中重复。很多中重度抑郁的年轻人，他们的父母处于分居状态或关系比较恶劣（Trowell et al., 2003, 2007），在这种情况下，专业人员之间合作关系就是一个非常有帮助的榜样。

自杀、自伤与风险评估

Anderson（2008）指出了年轻人的自杀行为与青少年时期发展需求之间的关系：

> 青少年需要从凡事都向父母和成人世界看齐的年轻人，成长为有能力成为父母的成年人。这意味着，人格中有问题的部分都需要获得帮助以进入新的情境。在我们每个人身上都有的人类关系中的暴力和谋杀的部分，对于脆弱的年轻人来说，它们可能会从内心的栖息地爆发出来，可能会在现实中上演。(p.71)

Anderson 将自杀行为与比昂（Bion, 1957）关于人格中的精神病性部分的概念联系在一起，"当婴儿暴力性的爆发没有得到涵容的时候"就会发展出来，并且"会被投射和释放的倾向所左右"（Anderson, 2008， pp.66-67)。在对自杀行为的理解上，Bell（2008）认为，"尝试自杀行为的原因永远都不是说出来的那些理由"（p.48)，而是常常受到无意识中想要引起父母或照顾者痛苦的愿望所驱使（p.50)。

现在，年轻人（包括他们的同辈），对心理疾病的现实通常有着敏锐的意识。自杀想法很可能会出现在很多治疗过程中，尤其是在年长些的青少年中。对于治疗师来说，重要的是要对此有所觉察，当出现相关的内容但年轻人自己没有主动提及的时候，要询问他们对自杀的具体想法。治疗师能够涵容其自杀想法或行为的事实本身，就提供了一种持续的稳定性。不过，为了保证年轻人的安全，即便相关的情绪可以被准确地评估和解释也还是不够的。在这种情况下，治疗师需要清晰地让年轻人知道，为了保证他的安全，治疗师有义务与其他专业人员协商，有可能会通知其父母，在极端的情况下这一点会优先于保密责任。

此时，专业的关系网络包括父母工作者、个案经理和督导。还有一些情况下，有必要进行精神科评估，药物或者住院也需要考虑进去。这么做的目的是在当前阶段内保证年轻人的安全，这一需要必须被明确表示。在很多个案中，知道专业人员在严肃认真地沟通和共同工作，这本身就具有一个稳定化的效果。还有一点很重要，临床团队在一开始就要与年轻人的内科医生或全科医生建立良好的沟通。假期中自杀冲动可能会加剧，需要向年轻人及其父母明确哪些是恰当的安排。年轻人也可能会向其父母、兄弟姐妹或朋友表达对自杀的强烈焦虑。家庭或学校，在应对这种自杀冲动并做出恰当的反应方面需要得到支持。

除了这类危机之外，可以预期的是，每学期要做一次符合临床管理要求的常规风险评估，通常是在准备期末总结的时候。一项基本要求是，任何提示自杀意念的材料都应该与个案经理沟通并记录在案。需要住院或门诊治疗的案例会在第七章中讨论。

STPP 的转介

　　如何将年轻人转介到 STPP 取决于每个临床机构通常使用的转介流程。这里要对两种不同的情况加以区分，一种是在临床机构内部把年轻人转介到 STPP，其中包含了对其适宜性的考察；另一种需要进行精神分析心理治疗评估，特别聚焦于年轻人反思自己的开放性，以及年轻人对自己的困难形成的概念化。转介的决定应该由多学科团队的成员来确定，其基础是从全科医生那里收集到的信息，以及一次或几次初始会面的情况，之后可能还需要向能提供 STPP 的心理治疗师咨询建议。我们建议实行这个过程之前首先应当了解本章给出的指导，参考我们对适宜性证据（实证方面和临床方面）的讨论（见第二章中的"心理动力治疗的适用性：证据"部分）。

　　相反地，精神分析心理治疗的评估应当由儿童心理治疗师来实施。这个部分可以作为一个独立的评估（3～4次会谈，取决于治疗师在临床机构内通常的实践），或作为 STPP 早期阶段的一个部分。个别情况下，做评估的心理治疗师不是进行 STPP 的治疗师，而是会转介给其他同事（例如：评估治疗师将年轻人转介给一个同事做 STPP，包括正在培训中的心理治疗师）。

转介流程

　　在临床情境中，STPP 的转介必须嵌入在已有的护理路径和对转介的最先反应模式中。无论在英国还是国际上，这一流程都不一致。但即使情境不同，初次接触的方式却有一种通用化的趋势，越来越多地包含一些常规的筛查工具，它们由不同技术水平的专业人员进行，并且根据治疗期待不同而有所不同。

　　为了将通常的评估流程与 STPP 的转介相联系，临床机构对于什么样的个案要采用何种方法必须投入常规的思考。例如，对于严重抑郁的年轻人，有些临床机构可能会考虑，在初次接触与转介到 STPP 评估之间，为他们提供一条直接通道，而略过其他一些机构通常会提供的简短干预。在这种情况下，如果临床工作者认为，转介信息和初次接触显示，患者需要转介，那么在初次接触时除了使用这一服务机构中合适的常规工具或筛查流程之外，也要向患者解释，他们还可以选择直接接受 STPP 的评估(与STPP 常规结果监测相关的内容会在第五章中的"设置、回顾、合作和日常结果监测"部分讨论)。

如果在路径上达成了一致，那么随后就要探讨 STPP 对年轻人个案的适合性。如上文所示，这也包含了探讨家庭是否有能力支持年轻人的治疗，以及他们自己能否有规律地参与进去（这取决于年轻人的年龄）。

在首次咨询中，通常有以下重要问题——"年轻人是否对自己被看见这一想法感兴趣？"和"父母或照顾者是否对他们也要参与咨询的想法感兴趣？"此外，年轻人的年龄对确定 STPP 的形式也非常重要。年纪较小的青少年（11—14岁）需要在评估治疗阶段获得家庭和学校的支持，对他们来说，父母工作是至关重要的。年长些的青少年，尤其是超过16岁的，可能自己就可以对出勤承担责任，因此核心问题就是他们的个人动机（这点同样关系到18—24岁的成年早期患者，对他们来说也有相关的服务方案，并且我们认为 STPP 也同样适合他们）。

如果个案是高风险的，例如存在自杀行为，那么在治疗开始之前就需要建立起一个清晰的团队结构。这一点对那些经过早期评估后就直接转介到 STPP 的个案同样适用。如果这些还没有发生，那么可能需要加上对患者的初步精神科会谈。如果个案包含了药物治疗或可能有此需要，或者存在儿童保护的问题并需要在一开始被处理，那同样也有这一要求。

有时限的治疗需要较为精细地安排好日程。在接近假期的时间开始，对治疗是无益的。另外很重要的是，要在对年轻人的治疗开始前后准备好对父母的工作。如果在转介流程完成（例如初次会面）和治疗开始之间存在一段间隔，那么在此期间很可能需要一个谨慎的个案管理方案。

STPP 转介的注意事项

正如第二章所描述的（"心理动力治疗的适用性：证据"），没有实证研究的证据可以指导我们，如何确定年轻人的个人特质是否表明他适合精神分析工作，而与成年人工作的经验（例如"心理学思维"）和儿童心理治疗师普遍的临床经验或使用 STPP 的经验不相符。因此，在 STPP 的转介上，多学科团队的同事最需要考察的就是问题类型和相关情境。

问题类型

STPP 可能适合那些被诊断为中度或重度抑郁症的年轻人，包括对治疗更有阻抗的"双相抑郁症"，以及存在共病的情况（Trowell et al., 2007）。抑郁症可能不是年轻人、其父母或者工作网络所确认的唯一转介原因或甚至不是转介的主要原因，但它可能是一系列困难中的一个部分。STPP 可能更适合存在长期且复杂的关系问题的年轻人（AACAP, 2012），而抑郁症又位于其中。在跨代问题更明显的情况下，例如，当父母一方或整个大家庭中存在心理疾病问题时，STPP 可能尤其有帮助，因为它用一种发展性的、家庭的和关系的工作框架来理解年轻人的抑郁症，并且它在对年轻人治疗的同时还要求并行的父母工作。

此外，对于具有严重行为问题或品行障碍的年轻人是否适合 STPP 这一问题，需要保持谨慎。虽然没有证据表明这类患者不适合 STPP，但他们可能很难参与进来。

情境的特点

当年轻人参与到 STPP 中时，很重要的一点是，他们的外部世界可以为他们提供有效的抱持环境（Winnicott，1974），包括与成年人的关系，能够提供"涵容"（Bion，1962a），以支持心理治疗的体验以及由此引发的情绪。尽管要求或者将参与STPP的年轻人限制在具有稳定家庭环境的条件下是没必要的也没有帮助——事实上，考虑到年轻人的问题，可以预见家庭或学校关系中也存在问题——但还是需要评估环境和工作网络对于支持年轻人和治疗的能力。当外部环境非常不稳定时——例如，在住房上有严重问题或是卷入了青少年司法系统——那么年轻人可能很难参与到STPP中。根据年龄不同，年轻人也需要在出勤和参与治疗的实际安排方面得到父母或照顾者不同程度的支持。当不考虑年龄问题时，父母或照顾者对治疗的大力支持是极其有帮助的，如第五章所讨论的，从某种角度上来说，从父母或照顾者对STPP模型中的父母工作部分的准备和参与程度就可以显示出来。

安娜：一个综合的案例研究

在这里以及后续的章节中，我们将对15岁的"安娜"的综合案例研究做为示例，来展示STPP进程中的各个阶段。安娜的转介展示了患有抑郁症的年轻人典型的转介流程，她在多学科临床机构内经过通常的一般性评估流程之后，被转介到了STPP。

安娜：转介

15岁的安娜是由她的全科医生转介来的，原因是她从暑假开始持续心情低落。她接受了当地多学科临床机构的评估，结果发现安娜的心情低落始于前一年她很信任的一个家庭朋友去世之后。临床工作者注意到，安娜的情绪风暴和压力看起来被"熟练地"地隐藏在她表面的应对以及持续良好的学业成绩之下（后来，在STPP的中间阶段，安娜记起了临床工作者使用的"熟

练地"一词，并且发现这有助于思考她对情绪的防御）。

安娜是一个英国非裔，她和母亲、继父以及母亲和继父所生的4岁妹妹和婴儿弟弟生活在一起。安娜从没见过她的亲生父亲，他在安娜出生之前和她母亲有过一段很短暂的关系，之后就离开了。安娜的母亲在安娜大概10岁的时候遇到了她的继父。在大概差不过的时期，安娜的姨妈，也就是她母亲的姐姐去世了，而她在安娜早年的生活中扮演着主要角色，这一点在STPP早期阶段的治疗中并没有显现出来。

在转介的时候，安娜马上要开始义务教育的最后一年，她想要离开学校去一个更远的教育学院接受职业培训，这也引起了家庭内部的紧张。最初的临床评估显示，安娜长期受到情绪低落的困扰。安娜描述自己崩溃痛哭，常常被强烈的头疼折磨，用她的话说就是"被融化了"，她感觉她的世界正在土崩瓦解。临床工作者建议她做一个STPP评估。与这个临床机构的常规实践一致，先由心理治疗师、父母工作者与安娜、安娜的母亲和继父进行初步的会面，随后对安娜进行三次STPP的个体精神分析评估。如果评估的结果符合继续工作的要求，那么她和她的治疗师会继续工作直到28周。

第 四 章

儿童精神分析心理治疗的阶段

　　尽管 STPP 并不是结构化的治疗，没有正式而又清晰的线性治疗"阶段"，但区分适合早期、中期和后期阶段的任务与技术还是有帮助的。本章将简述 STPP 不同治疗阶段的一些主要特征。我们用第三章结尾处介绍的关于安娜的综合案例研究，来说明在 STPP 治疗进程中所展现出来的临床过程。这个病例研究也被用来展示两份个案概念化报告的写作格式：一份是在治疗的开始阶段，另一份是在治疗结束之际。对于此类个案颇具代表性的父母工作将在第五章谈及，这部分出现在针对安娜母亲和继父的工作的描述性个案研究中。而涉及督导的一些内容将在第六章讨论。关键性的特征和临床的两难困境也将被关注到，因为这些很可能出现在 STPP 的进程中，第七章将进一步探索其中的某些方面。

　　我们先来看看安娜和其母亲与提供 STPP 的治疗师之间的首次会谈情况。

安娜：首次会谈

　　由于安娜的家庭度假与治疗师的暑假安排之缘故，他们在九月初才进行了首次会面。这次会面让治疗师和父母工作者有机会介绍 STPP 的个体心理治疗和父母工作两方面的情况。安娜和母亲都接受并乐于开始心理治疗；

她的继父没有参加首次会面，但母亲同意跟他商量，带他参加之后的治疗。唯一不确定的是，如何确定每周固定的时间段，因为这个学期对于安娜而言非常重要，明年夏天她就要参加升学考试了。大家确定了一个时间段，并决定从10月份开始 STPP 的治疗，前面3次左右作为评估，安娜和治疗师可以明确地讨论是否要继续下去。大家都积极参与到对治疗安排的友好讨论当中，治疗师对此印象深刻。无论安娜，还是其母亲，几乎都没有明显的焦虑表达，也没有过度关注安娜的情感困扰。这与家庭医生的转诊信函和最初的临床评估所传达出的危机感形成了鲜明对比。安娜的低落情绪和对丧失感的挣扎似乎被掩盖在熟练地提供信息的参与感，以及对治疗安排的配合之下，就好像困难已经被扫平了似的。

　　双方商定如果开始治疗，将会是每周1次，并提前预见会有一次会谈在学期中的假期中进行。圣诞节和复活节假期将会暂停治疗，这些都需要提前说明。父母工作者将每月会见安娜的母亲一次，也会鼓励她带上伴侣。尽管这些安排看上去都得到了热情的回应，安娜的治疗师还是心存疑惑，安娜是否会开始治疗呢？

STPP 的早期阶段

　　如上文所述，STPP 的精神分析评估可以是一个独立的评估过程（通常有三四次个人会谈），也可以包括在28周的 STPP 治疗框架内（例如，将最初3次的会谈用于评估，之后经双方同意后再继续进行治疗）。在后一种情况下，非常重要的一点是，评估结束时，治疗师和青少年要针对是否继续治疗给出明确一致的意见；父母对治疗期间持续的父母工作的支持也需要确立。本章的内容是假设将 STPP 的最初三四次会谈用于评估。

对于在开始 STPP 治疗之前就已经做过精神分析评估的，那么以下所描述的一些内容就是其已经达成的结果。

包括在 STPP 早期阶段内的精神分析评估有以下几个因素：

- 建立评估和治疗的框架与设置；

- 平衡信息的收集与对内在体验的反馈；

- 检视移情的元素，监控自己的反移情；

- 探索青少年好奇与反思的能力如何；

- 确认有时限的治疗工作是否合适，范围在哪里；

- 建立治疗联盟；

- 清楚地给出治疗师对于青少年所面临的困难之实质的理解（精神分析的个案概念化）。

这些早期治疗同时提供了重要的契机去体验或探索青少年对进入一段治疗关系的感受，这对接下来的治疗具有提示作用。与更为长期的精神分析心理治疗一样，青少年参与 STPP 的动机或意愿也许不是直接通过明确地表达其感受或想法来展示的，而是单纯地通过是否出现在治疗室中来体现的：的确，有些时候这一点是治疗是否有希望的强有力指征，无论希望多么微弱，它足以令青少年直面强烈的绝望感。与言语表达很少的青少年工作时，他们的参与感可能是通过最微弱的姿势透露出来的，比如转瞬即逝的释怀，或者目光对视的一瞥，以此作为对治疗师的解释或者命名了某种他们无法言说的情绪的回应（第七章将更为详尽地阐述如何与沉默的患者工作）。相反，若青少年呈现出非常躁狂的或令人警惕的行为，或者对任何形式的治疗摆出敌对或冷漠的姿态，那么一旦他体验到治疗师的反馈对自己的影响，他仍然可能参与到 STPP 的治疗中（渴望理解其行为或攻击性；参见第七章中的"'见诸行动'与'治疗师的见诸行动'"）。治疗师应寻找在技术层面需要做些什么，从而引导出对于青少年而言深具意义的情感投入。

建立框架和设置

在确立治疗的首次会谈中,重要的是一开始就明确会谈的次数,既包括 STPP 的 28 周治疗框架,也包括对进入治疗达成一致的时间点。同样重要的是,向患者解释,治疗将尽可能地在固定时间段、固定治疗室进行。Hartnup(1999)建议,在建立心理动力治疗的设置时,需特别注意可行性,治疗室,知情同意,信任感,保密原则,以及开始、结束和暂停。

因此,清晰地介绍 STPP 的架构非常重要,不仅仅是关于会谈的次数,还包括频率和每次会谈的时长、假期中的暂停、就固定治疗时间达成一致、开始日期、取消安排,也许还包括明确治疗结束的大致时间,比如可能是在几月份。这能确立一种设置始终如一的概念(每周在相同的治疗室、相同的时间段,除非改变是不可避免的),由此将打扰减至最低程度。还有一点非常重要,就是向患者解释其缺席的会谈也将计入会谈的次数之中,除非是治疗师取消会谈。可能出现的例外包括学校的考试,或者早已订好的家庭旅行。治疗师还需在诊所可接受的范围内建立起治疗间隙的沟通机制,这可能经常会用到,例如治疗师或患者都可能生病,或者出现其他状况不能正常出席治疗。很多青少年使用短信或手机信息来沟通治疗安排,因为他们会觉得写信已经过时了。平行的父母工作是治疗整体的一部分,也需要被讨论。

建立明确的保密原则也至关重要。这通常包括解释治疗中所涉及的内容原则上是保密的,但也要指出在极端情况下治疗师需要与其他成人沟通某些信息,比如涉及青少年自身安全的议题。这对于有自杀未遂史,故意自伤,或者有躯体、性或情感虐待议题的青少年尤其重要。解释如果出现这样的情况,治疗师将会如何处理以对治疗有所助益,并强调在做出决定时会尽可能地让青少年本人参与进来。

还需要解释清楚与父母或照顾者进行治疗回顾会谈的原则，这通常涉及青少年的父母或照顾者，在第五章中的"设置、回顾、合作和日常结果监测"部分也有讨论。

只有从一开始就建立起切实可行的治疗框架，治疗师才有机会向青少年传递以下信息：治疗设置是可靠而又一贯的，在这里我们可以一起来想一想某些事情，以不评判的方式来探索某些事情。许多抑郁青少年经历了重大丧失，因此治疗师的出现间接传达出对在场与否的重要性的理解。这个框架：

> 提供了一些参数，使患者可以产生联系，使治疗师可以对此进行工作……治疗师工作的一个关键部分就是，辨识和理解患者对暂停、会谈间隙、限制以及与治疗相关的挫折的反应。（Taylor & Richardson，2005，p.132）

正如 Wilson（1991）所述：

> 心理治疗师的首要任务（在治疗的开始阶段）就是，保证治疗设置能够对沟通有所助益，这让心理治疗师和患者能够观察和思考在两人各自及两人之间都发生了些什么。治疗设置的概念是指，构成心理治疗发生背景的一切。（pp.450-451）

平衡收集信息与对内在体验的反馈

在治疗的早期阶段，治疗师必须在允许青少年引领话题（如果他能够这样做）与确保谈及某些议题之间掌握平衡。治疗师必须收集有关青少年外在生活情境（家庭、学校、友谊等）的重要信息，同时提供一个空间，邀请青少年聚焦于自己的内在体验上，包括在会谈中进入脑海的任何东西，梦与幻想或者希望与恐惧，总而言之是各式各样的感受。心理治疗师应当试着建立起这样一种空间感，让青少年可以在这里探索他们关注的事情。

不提供一整套结构化的提问与解释，这本身就是建立 STPP 治疗框架的一部分，治疗的内容大体是由青少年引领的。不同于更加结构化的心理治疗方法，STPP 的早期阶段应当更像是一个"过程"，而非一个"程序"（Waddell，2000b，p.146）：在这一过程中，创建出空间以"检视焦虑与矛盾，常常伴有寻找帮助的诉求，（以便决定）是否改变的恐惧大于寻求解脱和情感的自由"（Waddell，2000b，p.146）。治疗师应谨记，非常抑郁的青少年可能不会自发地述说，因此需要通过解释来帮助他们找到表达自己的办法（这一点将在第七章进一步讨论）。

尽管 STPP 不是聚焦于症状的治疗，但需要关注青少年的某些特殊抑郁症状。Busch、Rudden 和 Shapiro（2004）认为，治疗之初最为重要的是，让患者"意识到症状是有意义的，是由当下的事件触发，并激起了过去与此相关的不快情感体验和幻想"（p.39）。在评估阶段，治疗师试图传递给青少年这样的信息：我们的工作方法包括，对彼此的所有交流的含义形成理解，并试着将抑郁症状与有意识、无意识的想法和感受联系起来。通过言语表达的内容只是交流的一部分：与治疗相关的所有外部因素也应以这种方式加以考虑，包括错过会谈、不愿意来或不愿意走。治疗设置总是以这种方式被考虑进来，为治疗工作全方位地提供边界。假以时日，治疗师将试着帮助青少年看到其所有言语和非言语交流中更为深刻的无意识含义，以及这些与过去和现在的冲突和困难之间的联系何在。

检视移情元素并监控反移情

在评估或早期治疗中，可以观察到移情元素的出现，而治疗师的反移情也要在督导的支持下被密切地监控。治疗师会结合由青少年所引领的治疗进程中出现的东西，在心中形成对青少年心理状态的精神分析理解，并描绘出患者当下内在客体关系的动力图式。

探索青少年好奇与反思的能力

早期治疗还提供了一个契机来探索，青少年对自己好奇的能力，对关联性解释的开放程度，以及对于被理解会如何反应。评估青少年对改变的期待程度（而非一味沉浸在一成不变的状态中）也很重要。另外一个重要的评估内容是，患者是否存在发展性的、认知层面或其他层面的困难或缺陷，这也许对是否适合开展心理治疗有重大影响。

确定有时限工作的范围

至关重要的一点是，探索并严肃对待促成这次转诊的原因：特殊议题是什么，为什么是现在进入治疗？还有一点就是，不要假设 STPP 可以解决所有的问题、冲突以及患者的关切。这是相对短程的工作，治疗师对工作目标的明确将有助于建立现实的治疗期待。在这种有时限的工作中，我们不指望青少年生活中的每一个方面都会发生改变，但治疗的确旨在处理恼人的症状，并开始对潜在的脆弱性做些工作，以便青少年具备不断增长的复原力来应对未来可能的抑郁，以及对他的特征性焦虑与防御有所控制。

甄别阻碍青少年投入治疗的因素

有很多原因致使抑郁青少年不愿意进入治疗，因此在评估阶段或者治疗的早期阶段甄别出这些原因，以防提前结束就显得尤为重要。与抑郁青少年相关的一系列议题包括（摘自 Busch，Rudden & Shapiro，2004，pp.48-51）：

- 对暴露自己感到过度羞耻与恐惧；
- 压抑、意识层面的内疚、对展露这些的恐惧；
- 家庭对抑郁或攻击性的看法；

- 对有关抑郁症（可能是治疗中觉得困难的）的一些解释过度看重，包括固执地强调抑郁情绪的生理基础，其结果就是对用药的固执期待。

另一个重要议题是绝望，这与青少年的外在生活状况有关，也与其感觉无法改变的自我体验有关。这种情况往往与对攻击性的恐惧相关，无论是源自青少年自身的攻击性，还是他们眼中源自他人的敌意与谴责，都使得进入一段重要的情感关系变得很难。提供 STPP 的治疗师应特别警惕负性移情中的这些指征，并准备好在其对参与治疗有潜在干扰的时候加以解释。这种解释可以是"以治疗师为中心"的形式（Steiner，1993），将问题放置在治疗师一边，以此来涵容患者还无法认领的那些感受，例如这样说："也许你觉得我很怀疑自己是否可以帮到你。"

安娜：首次评估

安娜的精神分析评估是在 STPP 治疗的时间框架内进行的，双方都同意用预期的28次会谈中的前3次来做评估。

> 在安娜的第一次个体治疗当天，也就是治疗师与安娜及她的妈妈进行首次会谈几周之后，安娜发短信取消了这次会谈。治疗师回短信表示知道了她将缺席这次会谈，并确定了下周的会谈时间。安娜一个人出现在第二次治疗中，她解释说因为有太多的事情要做，以至于上周忘记要来治疗了，直到时间太晚且已经无法赶到时才想起来。她谈到自己在新学期有多忙碌。从表面上看，安娜的表达似乎既自信又有力，这令治疗师暗自疑惑她的挣扎与不确定源自何处。似乎缺失了某些东西，就好像在与安娜和她的妈妈的首次会谈当中一样。
>
> 安娜好像感知到了治疗师的所思所想，她接着谈到自己是如何感觉低

落，而这又是如何与家庭"危机"相关的。她的话乱七八糟地搅和在一起，她说自己的问题是从几个月前一位家庭密友去世之后开始的，那个人是妈妈的童年玩伴。妈妈对她的意外去世感到非常伤心，这令她卧床不起了一段时间，而安娜只好跟继父一起照顾4岁的妹妹和尚在襁褓中的弟弟。这引发了很多矛盾，在一次争吵时，妈妈指责安娜对这位朋友的死置若罔闻。事实上安娜也非常伤心，因为她跟妈妈的那位朋友关系很密切。继父也被掺和进母女二人的争吵当中，在这个过程中安娜对朋友故去的真实感受似乎迷失了。

安娜对这次冲突及其重要性的描述变得越来越混乱，她滔滔不绝地讲述着妈妈在童年时代与其朋友的关系，不同的生活事件对他们的影响，以及朋友的孩子们对其母亲离世的反应。整体感觉是，一个15岁的孩子认为自己被冤枉，被指责在一个复杂而又紧密联系的家庭中制造冲突，在这个过程中她迷失了自己更深层的感受。当安娜说到妈妈的童年关系以及自己努力照顾幼小的弟妹时，代际的区分似乎变模糊了，看上去好像父母的职能被不同的成人很不确定地担负着。

治疗师体会到，自己的头脑中充斥着这一群人，他们的家庭地位、关系、功能都混杂在一起。她抵御着自己的冲动，没有问问题，也没有去澄清和理顺安娜的叙述。相反，她反馈说这次危机看上去有多么严重，又是如何令安娜感觉头昏脑涨，不知道该怎么办，谁又能帮上她。安娜点点头，说她经常头疼，然后又说胃疼让她多么难受。疼痛与悲伤充斥在这次会谈中，与最初快速而充满能量的交流形成了反差。安娜低沉而又绝望地提到姨妈在她10岁时去世了，那之前姨妈对她照顾有加。事实上，安娜觉得自己好像有两个妈妈。停顿了一会儿之后，她说不知为何她总是感觉姨妈才是"真正的"妈妈，而妈妈只是个姐姐。

安娜说姨妈去世之际，家里"融化掉了"（在不经意间与说到自己的头痛时用了同一个词）。治疗师描述了安娜是如何开始让治疗师了解到一些重要事情的，例如最近的家庭危机，以及她小时候的另一次重要家庭经历。治疗师也谈到，安娜必须独自应对这些困难的处境，她的感受可能是怎样的，特别是现在她长大了，正准备迈入成人的门槛。也许她感觉最好别寻求帮助，特别是当她担心没人真能帮上忙的时候。也许即使当帮助确确实实存在的时候，也很容易被忘记，就像上周被她忘了的那次会谈一样。治疗师又补充道，尽管如此，这一切重大事情在安娜的内心隐隐作痛，需要时间来仔细想想。安娜静静地听着，看上去若有所思。治疗师解释道，在接下来的26次会谈中，我们有时间来开始思考你之前所说的这些痛苦经历。安娜点点头，但她看起来更加脆弱和迷失了。

安娜缺席了下一次会谈，也未曾发来短信。感觉就像她已然消失了。当她出现在之后的那次会谈中时，她为没有跟治疗师联系而道歉。她解释说，这段时间对她而言很艰难，因为赶上姨妈的忌日，她的手机也丢了。雪上加霜的是，她不得不花很多时间照顾弟弟和干家务，以便挣到足够多的钱再买一部手机。治疗师回应道，因为发短信是安娜喜欢的沟通方式，所以自己不知道在安娜没有消息的时候该怎么与她联络才好。安娜点点头，说她收到了治疗师的信件，但之后把信弄丢了，因此也没办法给她打电话。

安娜表达了，要在不同的丧失面前开始与心理治疗发生联结是多么困难：姨妈的去世与手机的丢失，象征着过去与现在的丧失。还有安娜感觉到自己必须肩负起照顾别人的责任。安娜口中的各种活动似乎起到了一种防御的功能，抵御了第一次会谈结束之际被匆匆瞥见的痛苦和脆弱。似乎此时向安娜解释这种动力还为时过早或有所损害，安娜也可能感觉，治疗是另一个她必须面对的要求或者任务，是别人的需要而非她自己的需要（她在抵御"事事都很能干"），而描述这种移情的动力也时机未到。治疗师转而反馈说，尽管安娜非常忙碌，情况也很困难，但是她今天还是来了。安娜点点头，她说自己非常喜欢上学，然后又继续述说朋友间的摩擦，忠诚的冲突，谁是替罪羊等等。这回应了治疗师记忆中安娜在第一次会谈时所说的家庭"危机"。治疗师发现自己在思考不安全感与不可预测性的潜在动力。

然后安娜又提到，她不确定是否还能保证治疗时间，因为她想参加一个放学之后才开始的同学互助课。治疗师感觉这个消息就像是一次真实的袭击：对摇摇欲坠的纸牌屋的致命一击。治疗师对安娜需要处理这么多事情进行了反馈，并问她是否能感觉到有人可以支持自己。安娜解释道，当家里发生争执时，大家都会选边站，妈妈会吼叫，因为她看孩子看烦了；之后妈妈会把她自己关起来，安娜感觉自己无人可以说话。安娜说，弟弟的哭闹会让妹妹非常生气，自己则会极力维持和谐。治疗师回应道这是多么艰难，安娜说她的确常常感觉自己碎成片片了。她叙述了丢三落四的经历和严重的头痛，再一次使用了"融化掉了"一词。

安娜开始谈及自己的痛苦经历，包括妈妈朋友那延绵的病痛，以及这如何与朋友家人的其他事情凑到了一起。这次会谈结束之际，治疗师体会到有一大堆无法消化的信息。她对于很多困难经历在短时间内集中发生作了反馈，而这似乎可以联系到安娜小时候痛苦的丧失。治疗师又反馈到，她们还有时间来想一想：试着把事情搞清楚非常重要，因为安娜正在经历头疼、痛苦以及压力。安娜微微一笑，好像很珍视"有时间来想一想"这件事。

治疗师意识到，她们到了评估阶段的末尾（治疗师内心已决定明确说明这一点，尽管有两次会谈安娜都缺席了），她抓住机会直接问安娜，她是否觉得自己能够同意继续 STPP 的治疗，这是治疗师认为也许能帮到她的办法。安娜点点头，说她同意。治疗师提醒她这意味着要做哪些事情，包括对她妈妈和继父的平行工作。治疗师说她在下周将保留大家早已商定的时间段，她们也可以一起来想一想，如果有必要可以另做安排。

在督导中，安娜的治疗师深受打击，因为自己很难描述安娜的相貌，说来说去她就是个讨人喜欢的年轻姑娘，轮廓模糊，无法跳脱出来，也无法清晰起来。考虑到安娜可以如此轻易地消失在别人心中，这有助于治疗师决定围绕已达成一致的治疗框架，保持稳定。督导小组讨论了早期经历的重要性，以及这如何提示了安娜的内部客体关系，特别是母性客体以及俄狄浦斯期的动力。安娜正处在从青少年转变为成人的关键时期，这对她的发展性背景似乎尤为重要。

建立治疗联盟

正如第三章所讨论过的那样，对治疗师慢慢建立起信任感非常关键，这有赖于治疗师的可靠性和一致性；除此很难建立起对治疗工作而言至关重要的安全感。"安全基地"或曰"治疗联盟"的建立，是治疗早期的目标之一，也是与抑郁青少年工作中最具挑战性的部分。诚如 Busch、Rudden 和 Shapiro（2004）所说：

因为治疗师被视为是关心患者的，而且是不带情感地专注于理解患者的困难的，他们不"选边站"，也不评判或侵入。在这样的关系中，患者学会带着最为私密的恐惧和悲伤去信任治疗师。这一点至关重要，因为只有在信任关系的背景下，患者才能真正放心地暴露出羞耻与脆弱之处，以便我们着手来做必要的治疗工作。（p.44）

安娜：建立治疗联盟

安娜的下一次会谈是大家同意继续治疗之后的首次，是在与父母工作者和安娜的妈妈进行了一次联合回顾，并讨论了到目前为止的进展和决定继续开展治疗之后进行的（参见第五章中的"安娜：第一次回顾会谈"部分）。这次会面对安娜来说并不容易，治疗师甚至不知道她是否会在下一次会谈中出现，尽管她感觉到她们俩已经建立起了真诚的情感联系。不过安娜真的如期出现在下一次会谈中，事实上她再也没有缺席过任何一次会谈，直到临近年末，距离她的治疗结束和结业考试不远之时。

安娜继续谈论着"融化掉了"以及家中发生的戏剧性冲突。尽管治疗师对于要过滤一大堆复杂的资料继续感觉到压力，仿佛安娜才是那个能"熟练"处理它们的人，但治疗师仍然挣扎着将所有资料统统消化掉。渐渐地，一起来思考欧裔治疗师与年轻患者之间的种族背景差异也成了可能。起初安娜不愿意想到这有什么关系，就好像她们之间的代际差异似乎被忽略了一样，其中的差别坍塌了。然而当治疗师提出将这一点作为共同思考的一个内容时，似乎让安娜松了一口气，其意义也许在于，无论安娜如何看待治疗师，都是治疗师可以承受的一件事情。

在下一次督导中，治疗师谈及安娜更有规律地出席治疗了。她描述了安娜那出挑的、染过的短发（明亮而又抢眼的装扮，与她那悲伤的外表很不协调），以及她对此感到非常震惊，治疗师之前从未注意到这一点。大家讨论到，现在治疗师可以写出一篇初稿了，利用STPP早期阶段中的移情体验（见下文），即导致安娜所面临困难的一些关键性的内在动力。

评估报告

在评估阶段结束后，治疗师对评估过程的总结应与督导协商，并归入青少年的案卷，除此还有与青少年及其父母或照顾者的首次会谈中收集到的任何信息。评估可以在父母工作者收集到的家庭信息的基础上进行，也可以在患者进入 STPP 治疗之前，治疗师与多学科临床工作者会面所收集到的信息基础上进行。

该总结通常包括以下信息：

- 转诊原因与当前的困难，包括评估青少年抑郁症的严重性与复杂性，如果有精神科的诊断，也需说明；

- 家庭史、发展史的简单描述，目前的照顾者，家庭构成与动力；

- 关于评估的简短报告，治疗师得出结论的证据；

- 对危险性的评估，包括潜在的自我威胁（包括自伤和自杀），对他人的威胁（包括暴力），潜在的保护因素，包括一份危机评估计划，与标准的临床实践相一致；

- 可能的病因学说明，包括复原力的证据以及保护性因素；

- 简述治疗师的初步个案概念化，对主要的心理动力因素的假设，及其如何与青少年的抑郁症相关（参见下文）。

精神分析个案概念化：描绘青少年的心理图景

这些早期治疗的一项主要任务就是，对看上去是潜藏的并维持了青少年抑郁的核心动力过程达成一定的评估（这在其他治疗模式中通常指"个案概念化"）。尽管 STPP 并不会和青少年患者清晰地分享这样的评估，但在双方同意继续治疗的时候提到它也很重要，这能帮助青少年感觉到被理解，从而积极地参与到 STPP 的治疗当中。这也提供了一个契机，可以思考治疗的明确目标，或者回顾青少年第一次与诊所接触时所确认的目标。(在回顾治疗的会谈中,这些可能被再次提及:参见第五章中的"设置、回顾、合作和日常结果监测"部分。)

　　要想得出这样一个个案概念化,就要考虑外部现实与内部现实。往往重大生活事件的发生很可能对青少年影响巨大,因此仔细探讨这些事件将非常有帮助。一些青少年在人际关系方面可能有很大的问题,他们在表达感受、发启或保持关系,以及沟通方面可能有困难。探讨这些困难,促进青少年与他人建立关系的能力(对于青少年而言是如此重要的一个方面),这些都需要谨慎与敏锐的工作。评估还应该考虑到抑郁症在青春期的特殊表达形式。

　　在聆听与理解青少年报告出来的外部世界冲突的同时,治疗师的一项重要任务是,帮助患者思考这与早前那些冲突的关联如何,试着找出哪些是外部现实,哪些是内部现实的感受,源于此时此地还是源于早期经历。治疗师应与青少年一起工作,以帮助他们意识到一些使他们脆弱,甚至抑郁的关键过程(比如过分的内疚或脆弱的自恋)。

　　在评估报告中写入这些初步的个案概念化时,治疗师可能需要特别注意以下方面,发展出一些工作假设,看看各个有关的方面是如何影响青少年的抑郁症的:

- 无意识冲突,包括与愤怒、攻击性的关系;
- 存在的焦虑(Rhode,2011);
- 自恋的困境与身份的丧失——这可能包括很广的范围,从青春期发育过程中常见的自恋敏感和过度关注,到更深层的、刚刚开始出现的自恋人格特征;
- 对自我与他人的理想化与贬低——这会形成一个不断失望与失去希望的循环,有可能导致绝望;
- 早期关系、丧失、关系创伤带来的影响;
- 严苛的超我——包括非常痛苦的内疚感或羞耻感,这往往潜藏于青春期的抑郁之下；

- 父母的心理健康与代际丧失或创伤所带来的影响；
- 俄狄浦斯冲突的重现与青春期开始萌生的性欲——这再次唤醒了俄狄浦斯的议题，然而往往是以更猛烈的方式，造成家庭以及同伴关系中的极大困扰，常常引发孤独感和失败感；
- 对所有这些方面的防御——可能进一步加剧了抑郁症的状况。

治疗师应在治疗的进程中持续不断地发展自己的"工作假设"，细化和完善早期阶段描绘出的画面。这将有赖于以上所述的各方面评估。

安娜：评估报告

下面是安娜的治疗师给她的家庭医生以及诊所的团队所写的评估报告，概括了对安娜的抑郁症以及她在现有发展阶段的挣扎的初步精神分析假设。报告中有精神分析式的个案概念化，还特意避开了专业术语。报告也吸收了与安娜的母亲和继父的父母工作内容，在第五章里有更为详细的介绍。

转诊与当下的困难

安娜是被她的家庭医生转诊来的，据说她经历了长期的情绪低落，差不多快一年了。去年一位家庭密友的离世好像是触发因素。诊所的一位工作人员将她评估为正在经历持续的情绪低落，转介她进入 STPP，由一位儿童心理治疗师来治疗，而由另一位儿童心理治疗师提供平行的父母工作。母亲和女儿都表现出愿意配合这种干预，包括为安娜提供的每周 1 次共 28 次的精神分析心理治疗，以及为她母亲和继父提供的 7 次父母工作。大家商定从 9 月份开始治疗，前 3 次会谈作为评估阶段。在最初的接触之后，安娜同意继续治疗。

安娜临近义务教育毕业考试了，之后她不想上高中，而是想进入职业学院学习护理专业。这引起了家庭的分歧，因为父母更希望她读高中，之后能上大学。她也说了一些同龄人关系中的困难，她总感觉被不同的同龄人群敌视或排斥在外。

家庭与发育史，以及当前的家庭组成

安娜是家中长女，她从未见过自己的亲生父亲，而是跟母亲和继父一起生活。她的同母异父妹妹才4岁，同母异父的弟弟只有6个月。

在评估阶段，安娜说她在10岁之前基本上是由姨妈带大的。安娜描述了自己的成长过程，她是如何从未感觉到自己是母亲的孩子，而姨妈的中年离世对她而言是致命的丧失。安娜传递出对关系混乱的内部表征的体验。她对代际的认知是模模糊糊的，对大人们承担起的父母角色是不太确定的，而且安娜自己也被指派了部分的父母角色。这导致她内心混乱，她不清楚，对于自己的身份认同以及从童年到成年的发展阶段的转变，自己的位置到底在哪里，同时这也阻碍了她弄清并哀悼生活中核心父母角色之死的能力。

在对安娜的评估过程中，她的母亲 A 女士以及她的继父出席了最初的几次会谈，表达了持续参与父母工作的决心。他们明确地意识到 A 女士自己的心理健康状况对安娜的影响，也非常关注此事。

对最初几次会谈的体会

安娜感觉治疗很具挑战性，她一开始困惑于是否能够准时出席治疗。似乎，她将治疗体验为多余的要求或别人的期待，而非提供某种帮助的安排。

她很难理解、也无法享用一个成年人所提供的帮助，她不理解，这与同龄人的关系有什么不同。她掩饰对抑郁的关注、对丧失的挣扎，这体现在了她的外在交流中。这提供了一层保护壳，安娜得以将潜藏其下的纠结与混杂不清的感受排斥出意识之外。然而，还有空间来探索这一切，安娜描述了她对家庭不和的挫败和伤心，以及家庭丧失的破坏性影响。去年，妈妈的朋友过世非常令人伤心，特别是这重新引发了姨妈去世这一未被处理好的丧失。安娜表达了这样的体验，她被迫自己照顾自己，与此同时还要担负起整个家庭的女家长这一角色。

在最初的治疗中，安娜很明显是受伤和混乱的，然而还隐隐地存在着一种对他人进行批判的味道，以及一种她照顾自己比周围的父母角色做得更棒的感觉。这样的动力在治疗关系中直截了当地展现了出来。反差极大的体会是，安娜否认对别人的需要，而她也很难被别人记起。还有这样的双重感觉：心理治疗没用，因为安娜自己过得很好；但她又好像缺乏支持、迷失了方向。与此类似，同龄人关系当中的困难似乎也关乎安娜在友谊中所处的位置，是作为批评性的权威角色，还是作为同处青春期的同龄人，要去探索个体化的任务以及与父母角色的分离？她对于可以求助同龄人中的哪类引路人感到非常不明确。

风险及保护因素

考试的压力可能会引起安娜额外的焦虑与情绪张力。有时她也表现出向外的能力与自给自足。但在这些表象之下，她会表达对情绪低落、情感波动和困惑的持续体验，这令她感到非常脆弱，可能会更深地陷入抑郁，并危及学业以及与同龄人和家人的关系。保护因素包括：安娜没有自伤行为，也没有表达过自杀的想法。她还能够参与心理治疗，照常上学，也能让重要他人知道自己的困扰。

精神分析的个案概念化

安娜所说的家庭冲突与矛盾看上去镜映出了她的内在关系困扰，使她挣扎于调整自己、使发展中的自我感觉保持和谐。因为安娜正面临着义务教育的最后一年，所以，这极大地影响了她的情绪和心理发展，也给家庭关系带来了压力。安娜传递出这样的感受：她无法与足够坚实的内在父母形象相联结，从而得以自信地处理分离个体化的任务。丧失或缺失支持性的内在客体（例如姨妈、父亲）似乎导致了巨大的困惑，而她也不需要他们，因为她自己已然在父母的位置上了。值得注意的是，安娜在青春期刚刚起步的阶段经历了母亲的怀孕、弟弟妹妹的出生。在最初的治疗当中，很难锁定安娜的攻击性，因为她表现得很顺从和听话。她的攻击性似乎隐约地表现在最初是否要坚持 STPP 的挣扎中，然而，自给自足和批判的态度保护着她免于依赖他人的感受。

攻击性也有可能被内化了，这导致安娜感觉头痛（被安娜描述为"融化掉了"），并且很可能是心身症性的疼痛。

STPP 的中间阶段

STPP 的早期阶段主要聚焦于建立治疗框架或设置，培养治疗联盟，辨认阻碍患者投入治疗的因素，并确认核心的抑郁动力。我们希望这一切能够使治疗关系逐步发展起来，青少年也能够感觉到自己的症状是有意义的，是与他的潜在想法和感受相关的。对于某些个案而言，这能导致症状在一定程度上好转，又反过来带来一定程度的希望，让人觉得情况会变好，治疗可能是有帮助的。

在治疗的进程中，这些过程一直是我们工作的焦点。与一些更为结构化的治疗不同，STPP 的早期阶段与其后的阶段之间并不存在清晰的划分。因此，在治疗的中间阶段，早期的工作还会继续并进一步发展，尽管关注的重点可能有所转移。其主要特征为（Busch，Rudden，& Shapiro，2004）：

- 培养对治疗师不断增长的信任感；

- 移情关系加深；

- 青少年有更多能力直面问题领域，无论是自我领域，还是关系领域。

治疗师的主要工作是支持这些过程：

- 在治疗的设置下促进青少年表达自己，无论是通过言语、游戏、画画，还是行动；

- 找到办法赋予青少年的沟通以意义，并以青少年听得懂的方式传达出来；

- 观察并反馈自己对青少年的反应，努力意识到移情与反移情部分；

- 在大量的言语、非言语以及无意识交流中选取最有帮助的部分加以反馈。

在治疗的这一阶段，治疗师的干预中将有大部分言语描述涉及以下目的：对青少年的体验做出反馈，在游戏中澄清年龄更小的孩子的情绪，与其他相关体验做联结。有些青少年可能会谈论自己的梦，这有助于治疗强有力地聚焦在有关移情的关系层面上。因此，这些过程的发展需要——也许比早期阶段更加需要——依靠多种解释技术，这在前一章已有讨论。

这一阶段的治疗将一直持续到整个治疗周期的下半段。尽管该阶段的治疗还是继续以患者为主导，并以患者的节奏进行着，但治疗师也需要意识到治疗有时限的实质，有些时候需要触及一些青少年刻意回避或否认的议题，尤其在年轻人的行为暗示出这样一种可能性的时候。在对关键领域进行工作时，做到这一点可能特别困难，无论对治疗师还是对青少年本人而言都是如此。也许在中间阶段，双方都能感到患者-治疗师的关系在持续发展和不断加深，但与此同时也越来越能意识到这种关系的有限性，这与大家都心知肚明的治疗时限有关。这一点将 STPP 与开放式结尾的治疗鲜明地区别开来。丧失的体验、分离的冲突，以及哀伤的困难很可能在这组患者群体中处于核心位置。有时限的治疗框架反而提供了一个机会来触及这些议题。

不断增加对治疗师的信任感

STPP 的目标是，让青少年通过反复体验，治疗师能理解和忍受他的感受（无论好坏），并能够以持续的兴趣和关注加以反馈，从而传递出一种意义感，不断增加青少年对治疗师以及治疗的信任。尽管在现实中，这不一定总能发生，但至关重要的一点是，治疗师需要意识到自己如何工作才能提供让青少年增加信任感的最佳契机。

治疗师通过对青少年提出的议题加以工作，特别是聚焦于此时此地发生的事情，以及青少年与治疗师的关系，并且与之前治疗中已经谈及的内容做联结，来实现该目标。与治疗师的关系进展是关键，同样关键的是治疗师直面负性情绪的能力，无论是青少年内在的负性情绪，还是针对治疗师的负性情绪。

这种越来越深的信任感的发展，部分是基于与治疗师的分离体验，治疗师会在假期里暂停治疗，之后再回到治疗中。很重要的一点是，细心地让青少年准备好应对假期的分离，既要给出充分的解释，也要提及暂停的情感含义。有些年轻人会感觉被抛弃，不再被照顾；另外一些人感觉很难去思考治疗暂停在情感层面的重要性，或者难以向治疗师传达不被重视、反被遗忘的感受。在每一个案例中，都有一点很重要即治疗师需指出，想象任何一种治疗关系可能带来改变都是很困难的，尤其是相对较短的关系，要想象治疗师可能是一个可靠的支持来源更是非常困难。

假期暂停提供了一个非常珍贵的契机，让治疗师得以以一种感觉有意义并且自然的方式，触及青少年对治疗师的体验（Trowell et al., 2003）。治疗师在暂停之后再次回来，向青少年展示了，他并没有被治疗中的困难互动或青少年对治疗师的负面感受打倒。不断增长的信任也得益于治疗师与其他专业人士就青少年的福祉进行合作的能力。特别重要的是，青少年需要知道，一方面治疗师与父母工作者（如果有的话）或其他专业人士（例如负有医学责任的精神科医生）是不可分的，另一方面治疗师又扮演着特殊的角色、肩负着特殊任务，他会对此保持忠诚，不会被牵扯进其他的干预方式中。

尽管在像 STPP 这样有时限的工作中，我们对分离的影响非常关注，但还是有很多机会让我们可以利用移情现象。例如，考虑到性动力在青春期占据的主导地位，对亲密感和色情移情的焦虑可能是一个永恒的议题。直截了当地谈及这些话题既是可行的，也是非常有用的。督导可以帮助治疗师思考如何进行这部分工作，特别是在治疗师有顾虑在有时限的治疗中提及这些议题的时候。临床经验显示，处理这些色情移情可以减少原始俄狄浦斯的焦虑，并且被体验为是对青少年外在世界与内在世界中的主要关系所进行的涵容、开放式探索和分析。

安娜：不断增加对治疗的信任

安娜的 STPP 治疗进入中间阶段之后，她渐渐地更愿意来做治疗了，并常常早到。这与治疗之初她有时来、有时不来的经历形成了反差。

安娜谈及与妈妈的争执，也开始更多地谈论起与朋友的关系，她对朋友的接纳或排斥，或者对他们的评判感到的焦虑。在一次会谈中，她谈及自己的焦虑，她不知道一些朋友是否愿意参加她想组织的一次聚会。治疗师将这件事联系到安娜最初来治疗时的不确定感，那时她不知道自己是否想要来做治疗。安娜同意，并解释说推迟参加她之前想去的同伴指导的自习课是明智的。安娜对缺席的那几次会谈感到抱歉，治疗师反馈说，也许她对于自己需要帮助或"指导"而非照顾别人的角色，感觉非常困难。治疗师进一步反馈说，也许让她感到更为困难的是，确信治疗是什么样的，以及它与"同伴"支持是不同的。安娜对此表示赞同。然而，有人在之后的督导小组中指出，这看上去似乎更有深意，安娜也许无意识当中感觉到了与内在母性形象的竞争或敌对，并且赢得了这场战争（将自己从一个母亲降为一个同伴，如果不是降为了一个孩子的话）；另外还有恐惧，她的发展可能引发嫉妒或评判的反应。在反移情中，治疗师立刻感觉到似乎自己是个老妇人，好像需要一个年轻人的活力或幽默来带动自己那已然了无生气的生命，让自己也重新年轻起来，这个老妇人非常没有自信地企图提供无人需要的帮助。

移情关系的加深，包括阻抗与负性移情

不断增加的信任带来移情关系的加深，这既包括对治疗联盟更加信赖，也包括更能忍受治疗当中的挫折一面。它帮助治疗师将最为相关的材料带入患者的意识领域，彻查自己的反移情反应，以及治疗的整体画面。

随着关系的深入，负性移情可能会更清晰地展现出来。治疗师很可能会被青少年测试，例如，治疗师是否能够忍受青少年对治疗效果的质疑；如果真的发生了质疑，关键要看治疗师是否愿意面对深邃的绝望感。安娜的治疗师也的确在最初的治疗中感觉到了这样的疑惑与焦虑，特别是与缺席的或取消的那几次会谈有关，更加微妙的是与反转的动力有关，安娜似乎并不需要一个扮演父母形象的人来帮助自己。从开展 STPP 治疗的治疗师角度而言，出现负性移情是希望的迹象，因为它展示了患者有足够的信心，治疗师有能力对这些困难的感受加以工作。这也将攻击性的冲动与幻想带入了治疗，使攻击性、抑郁性焦虑和需要被思考的感受之间的联结得以在治疗关系中实现。

如果青少年或其家庭抱怨情况恶化，治疗没有帮助，那么这可能是一种现实的评估，需要认真对待，但也可能只是需要忍受的一个重要阶段。当大家都很焦虑，无法在与青少年的个体治疗以及与其父母的治疗中对此进行处理时，就需要安排一次专业人士的会议来评估当前的状况。治疗师的督导也应是会议的一个重要成员（这样的交流也可能涉及引入药物治疗的议题，第七章将讨论这部分。）

安娜：移情关系的加深

在中间阶段的另一次会谈中，安娜说她喜欢自己忙于学业以及课外的各种活动。这意味着她不必看孩子或干家务。治疗师开始思考，安娜对自己如此"高效"地承担起成人的角色所感到的矛盾心理，于是治疗师评论道，对于安娜来说，感觉自己需要负责是多么地困难，甚或她会觉得悲伤，进而愤怒。安娜于是更加详细地述说了她从未见过父亲，一直是姨妈在照顾她的方方面面。她回想起姨妈去世时，自己开始大发脾气，大人要她做什么，她偏不做什么。那之后不久，继父搬来与她们同住。这导致了冲突，因为安娜

仍在哀悼姨妈的离去，却要挣扎着处理另一个新人进入家庭，特别是当她怀着并不确定的期望：一个父亲是什么样子呢？有段时间家中处境艰难，她感觉妈妈的朋友可以安慰她，那位朋友也许在某种程度上代替了过世的姨妈。还没有时间停下来喘口气，安娜又提道这位朋友的葬礼，就好像这两场死亡是接连发生的，而非相隔了4年。

安娜的治疗师反馈了安娜对人们离她而去的体验，或者她对于感觉不大对劲的关系的体验，比如与妈妈或继父的关系。也许她在治疗开始时挣扎着来参与治疗，与这样一种感觉有关系，也就是在治疗当中也可能发生一模一样的事，对与治疗师的关系也感觉不大对劲，而这种关系也会突然中止。安娜看上去若有所思，好像治疗师的反馈在她内心激起了共鸣。

安娜变得更具有反思能力了，开始谈论很多受抑郁症困扰的家人，包括妈妈和姨妈。安娜认为姨妈经常能让妈妈"开心起来"，但是听上去她又不太肯定这到底有多成功，然后她又低声谈及自己在姨妈去世之前，就不得不在妈妈情绪特别低落时照顾妈妈。安娜说常常感觉自己比实际年龄要大，并认为这经常导致她小时候的友谊出问题。直到现在，她仍感觉自己比实际年龄大。治疗师好奇这是否也导致了她现在的友谊出现问题。当情绪困扰的代际议题进入视野时，安娜陷入了沉思，她的抑郁症好像更能够被探索了。

更有能力面对问题领域

治疗师作为一个具有情绪复原能力的成人，他的经验，最好能帮助青少年尽可能地发展出尝试新关系模式的能力。尽管治疗师不会告诉患者特定问题的解决技术，也不会提供建议，但治疗师可以通过提问，评论青少年所关心的结果或反应，指出压抑之处等，支持青少年去思考这些议题。

描绘青少年对治疗师的体验的过程，以及他对治疗师、重要他人的期待，对于区分幻想与现实的过程有帮助，因而也能支持青少年就他对什么负有责任（或没有责任）这件事，描绘出一幅更为现实的画面。这可以导致压抑——植根于表达攻击性所带来的焦虑——的松动，从而增加自主感。同样，对于那些有着明显的自恋性脆弱的青少年而言，通过体验到自己的情感体验被识别，而使自我的感觉以及由此而来的自主感得以加强。例如，走出抑郁性冷漠的每一小步都需要被注意和描述；对于紧紧抓住负面无望情绪不放的青少年而言，通过对其活力水平的任何变化进行非常细致入微的观察，以及对这些变化进行探索，可以帮到他们。

　　对青少年的抑郁症状必须持续地加以监控，治疗师应保持觉察，因为危机随时可能发生，比如抑郁或愤怒可能会逐渐增强。重要的是，对这些危机尽可能地加以预计，能够思考它们并诉诸言语。这能帮助青少年更具现实感地去思考，自杀企图或其他严重的见诸行动的后果可能会怎样。如果发生了危机，必须要严肃对待；治疗师需要与青少年讨论，并考虑是否需要其他成年人（如父母或精神科医生）介入。青少年需要意识到在极端情况下，治疗师作为一个负责任的临床工作者，有责任与他人协商以保护患者（这样的情况将在第七章讨论）。

安娜：直面问题领域

　　随着 STPP 中间阶段的展开，安娜的治疗师谈到了治疗的结束，以及如何好好想一想关于结束的事情，尽管此时离治疗结束还有好几个月的时间。在那之前将会有一次圣诞节假期的暂停。安娜以现实的方式接受了这些，好像心理治疗的有限性是可以被信任的，也是可以被利用的。她规律地出席会谈，在暂停之前和之后都是如此。有时候，她看上去真的很开心，描述着与妈妈相处的愉快时光。在一次会谈中她说，这段时间很难看来做治疗是为了什么，因为她一周来都过得很好。

在第16次会谈中（圣诞节之后的几周），安娜将自己的愉悦感与这样一种感觉联系了起来：继父在外面待着的时间更长了，不是加班就是与朋友聚会。安娜谈到跟妈妈一起做饭、吃饭，同时弟弟妹妹已经睡下，而继父还没回来。从她的角度来看，这一幕听上去非常亲密，其他的家庭成员都被排除在外，然而这一幕场景中缺少明确的代际区别（母女二人像朋友般一起做饭、吃饭）。尽管这对于安娜的生理年龄而言是适当的，然而似乎还有更深的含义。想到此时此刻需要解释这种动力，治疗师感觉很迟疑，就好像自己要粗暴地入侵并刺破了一个亲密舒服的大泡泡，这是多么地来之不易而又弥足珍贵。安娜的故事改换了频道，她开始谈及自己做了多少采购工作、遛狗以及照看孩子，对此她都觉得无所谓，因为她想帮助妈妈，但弟弟有时候的确很难照看，他还踢过自己一次，把她的腿都踢青了。

安娜的治疗师大声反馈了两幅家庭生活场景的反差：与妈妈在一起时，令人愉悦的舒适感，没有继父和弟弟妹妹让事情更复杂；不得不为家庭做一大堆家务的恼人体验。安娜似乎被抛到一个必须负责任的位置上，像是伴侣或者父亲的角色。而且几乎没有可能在两者之间找到平衡。安娜看起来没有跟随治疗师的思路，而是接着谈论另一件事，别人希望她更多地照看弟弟。治疗师指出，也许安娜并没有真正地听进去，当什么事情都落在她的肩上时，她有多困难，以及，感觉就好像安娜是那个唯一承担了所有重担的人。安娜点点头。之后，两个人才能一起思考如此复杂的体验，即作为一项合作与其他人一起做事，而非靠自己独立完成。安娜发现自己有时感觉，要不就自己干所有的事，要不就希望被照看、被完全彻底地记住，有点像母亲照看婴儿一般。安娜描述弟弟踢她的经历也提供了一次机会，来思考安娜身上的攻击性和抗议的部分。在督导中，大家也有机会思考，父亲的视角以及对父亲功能的需求如何开始浮出了水面，并在治疗进行到这个阶段时，它如何以一种感觉很奇特的方式开始出现。

STPP 的结束阶段

> 正因为在一切生活体验当中，开始与结束都是如此地紧密
> 相连，所以在考虑进入治疗最后阶段之际，最好是用类似细心的
> 过程，来平衡在初始治疗过程中为了启动治疗所持的耐心细致。
>
> Lanyado（1999b，p.364）

由于 STPP 是有时限的治疗模式，因此青少年在整个治疗时期都会意识到，在计划好的28周结束之后的现实情况。随着治疗的开始与进展，也就离结束越来越近了，然而意识到结束这件事很可能会变得越来越急迫。正如所有的心理治疗模式那样，大多数的结束都不太完美，但在 STPP 中，一个"足够好"的结束，意味着有足够的时间开展以下这些工作：

- 回顾到目前为止的过程，以及任何变化；
- 思考如何在将来去辨认预示抑郁症复发的症状（预警信息）；
- 引导出有关结束治疗的感受，并对结束的反应加以工作；
- 考虑将来是否需要继续治疗。

STPP 的结束阶段也有可能引发治疗师的特定反移情出现，这将在下文进一步讨论。此外，"不成熟地"要求结束治疗、治疗之后与治疗师联络的问题也将在后面讨论。

回顾治疗当中的事件与改变，辨认预警信息

在结束阶段，回顾治疗过程 [例如，利用 Wittenberg（1999）所描述的照片簿的隐喻]：

> 能促进对（治疗）体验的反思，提供第三方的视角。在治疗

过程中，体验来自内部，然而在治疗结束之后，体验来自外部。

Ryz & Wilson（1999，p.399）

在最后阶段，常常出现一种现象，治疗师会快速地对治疗中的所有主要议题进行再次工作，尽管对于不同人而言，这在多大程度上能成为意识层面的言语交流差别非常大。这可能导致最初的问题出现恶化。治疗师需要评估，这是难以结束的一种表达，还是现实的、值得关注的一个指标。要想得出结论，很重要的一点是，与父母工作者以及其他同事共同协商。尽管治疗师的角色是，解释青少年对结束的体验，特别是患者在治疗情境中感受到治疗师是怎样一个人的体验；但父母工作者需要警示工作团队，也许在一段时间内都需要特别警惕并关注到这个青少年。

引出对结束治疗的感受并对结束反应加以工作

分析的结束会激发患者的痛苦感受，并重新激活患者的早期焦虑。

Quagliata（1999，p.411）

在这一阶段，临近结束的事实成为焦点，当然这也并不排斥青少年生活中的重要议题。除了我们之前讨论到的目标，治疗师应致力于帮助青少年清醒地认识到两点，一是在治疗过程中达成了的那些改变，而是他对于无法达成的那部分的挫败感和失望情绪。这也许会被患者表达为对治疗师不满，因为治疗师没有延长治疗，他让青少年带着尚未解决的问题离开，不再关注他了等。治疗师往往也会感觉极为内疚，又因为这些事实而感到更为复杂，治疗师的愿望可能也是继续治疗，他可能感觉被无端指责了，这不是他所能选择的。此外，让情况更趋复杂的是，如果父母也向父母工作者表达类似的感受，那么将导致两位治疗师都担心自己的工作无效。

充分地提及这类感受非常重要，治疗师不必限制自己，可以指出治疗已经取得的进展，试图以好的方式分离或者以免经受指责之痛。治疗师也应意识到这么做时如何避免敌意，有些青少年也会避免表达负面的感受或敌意，因为他们害怕，一旦表达了任何失望或怨恨，都会让他们感觉到治疗好的一面也不复存在了。若果真如此，那很重要的一点是，治疗师不要屈从于"就这么走下去"的诱惑。在治疗进展顺利的案例中，这一点尤其难以做到，因为治疗师感觉这样可能会失去宝贵的收获。然而正如之前提到的那样，在后续追踪时保持一个好的结果，很可能与治疗师在治疗的结束阶段面质敌意有关（Long & Trowell，2001）。另一方面，治疗师确信青少年在治疗中有好的进展，也许代表了青少年对治疗师的一种投射，可能是他们更多的期待感，又或者是他自身更强有力的那部分（或曰"自我的力量"）；审慎地关注这一过程可以让青少年认领自己的期待，意识到新近发现的力量或复原力。

接近这部分的一个有效办法是，探讨青少年的不满是否具有合情合理的可能性。考虑到他们的困难，以及他们能够谈论并获益的众多问题，他们会感觉需要更多的帮助，这是非常合乎情理的，由此他们可以置放失望、怨怼，甚至仇恨的感受。当这些负面的情绪被认真对待的时候，患者通常都能够意识到自己也对治疗机会非常珍惜，因而能够更好地平衡爱与恨的感受。

面质负面情绪能加强青少年的内在安全感，这建立在这样一个期待上：好的感受能战胜攻击性，爱与恨都能够被意识到，并被接受。正如Wittenberg（1999）所言：

> （患者看到）治疗师耐受住攻击活了下来，并继续关心着他；尽管患者对治疗师感到失望，指控他抛弃、背叛、不忠于患者，治疗师还关注着患者、关爱着患者；甚至当患者短暂地因愤怒而离去时，治疗师都还在继续关注和理解患者；因此，治疗师才能

忍受并分享对丧失珍贵之物的哀悼。（p.355）

因此，这项非常艰巨的工作，对于患者今后利用内化的治疗体验的能力至关重要：

> *学习如何对"做分析"这件事放手，是在为日后的丧失和放弃体验做准备，这是非常珍贵的经历。（Wittenberg，1999，p.355）*

有些青少年将治疗师放在"被抛诸脑后"的位置上，因而是治疗师一方想继续跟患者工作，但反过来讲，患者也期待着没有治疗师参与其中的新生活。这会以缺席最后几次会谈的方式来见诸行动。有时也可以部分理解为是青春期的特点。然而也有可能包含了这样的因素：一是角色反转，二是报复依赖别人带来的痛苦。无论以哪种形式出现，结束阶段的工作都会给儿童治疗师和父母工作者带来很多情感层面的负担，因此团队会面和督导的支持非常重要。

从某种意义而言，在结束的想法被治疗师或青少年提出并讨论其现实可能性的时候，结束阶段可能就已经开始了。有些患者十分焦虑，他们担心不得不在准备好之前停止治疗，他们根本无法开口，直到其对提前失去治疗师的恐惧被认真地分析了，他们才能说出口。

考虑到抑郁、哀伤、分离、丧失之间的关联性，分离与丧失的议题很可能是患有中到重度抑郁症的青少年的核心困扰。结束阶段提供了一个机会，在此时此地对这件事加以工作，因为这次结束是早已计划好了的。反思治疗的进程将会很有帮助，因为这将回顾哪些议题已经被谈及，哪些目标已经达成。结束阶段很可能会鼓励患者思考未来，以及接下来会发生什么，也会鼓励患者思考他将要发展成为什么样的人。

正如上文所述，进入 STPP 的结尾时，治疗师也许会看到一些治疗早期阶段已经工作过的议题再次出现，这为患者提供了机会去最后修通和加固内在的改变。因而，某些感受和行为是很正常的，这包括以下表现：

- 症状的回归，特别是抑郁症状以及无助感的表达（Wittenberg，1999），治疗师需要评估这是寻求依赖的尝试，是对之前治疗阶段的再加工而作为整合或修通的一部分，还是真正的症状重现；

- 对依赖的否认以及对需要治疗师的回避；

- 重新激活其"人格中的这一部分，即通过全能掌控的幻想、用病理性的投射性认同方式表达出来，以试图掩盖分离和丧失的现实"（Quagliata，1999，p.412）；

- 活现了对依赖的愤怒，或者无意识地活现了抛弃感，包括见诸行动和危险行为；

- 害怕失去已经取得的成功；

- 对幻想中的弟弟妹妹或者新患者的羡慕或嫉妒（Wittenberg，1999，p.352）；

- 在面临丧失的情境下重演青少年的原始客体关系。

安娜：结束阶段

安娜的心理治疗结束阶段正好赶上她的结业考试。表面上，安娜似乎很不在意考试压力。她的学习主题主要围绕着不断增加的结业课程，在这些方面她都有扎扎实实的进步，就好像她投入心理治疗当中一样。至今为止，她的课程成绩意味着她的成绩能够超过升学分数线。复活节期间，治疗中断了2周。在那之后不久，安娜迎来了16岁生日。安娜谈及，继父在提到她的生日时很不情愿，她开诚布公地表示自己感觉非常受伤。在另一次会谈中，她讲述了在学校的急性焦虑状态，并将之命名为"惊恐发作"。她能够寻求老师的帮助，却描述这次体验是一切又回到起点的证据。这听上去像是对治疗失败的强烈控诉，也是移情性的抗议，令治疗师担心结束治疗是很不成熟的，甚至是鲁莽的（尽管治疗师早已小心翼翼地一直在告知治疗时限）、考虑不周的、没有效果的。（可以理解的是，这也激起了安娜母亲的焦虑，参见第五章中的"安娜的父母：父母工作的结束阶段"。）

安娜说她必须跟妈妈睡在一起，因为她非常害怕任何一点儿差错。在治疗过程中，她多次描述自己在夜里爬到妈妈的床上，结果让继父不得不睡到安娜的床上或者沙发上。徘徊不去的危机感触手可及，当治疗师命名此事时，安娜反馈说她的心里有妈妈将死的画面，这让她疑惑自己还能依靠谁。安娜的治疗师谈论了结束总是令人出其不意、痛苦不堪以及震惊的，正如姨妈和妈妈的朋友离世所带来的体验一般。治疗师还认为安娜也许对此非常愤怒，人们对她的期望太多，也太快了。治疗师以为安娜会抵御这些解释，并转而谈论她如何能够处理好这些事情。然而安娜却若有所思，并且在她意识到自己的痛苦和严重性时，她不再感觉被迫害，而是饱含情感。安娜能够允许治疗师跟自己在一起。的确，她在结束阶段的得体表现以及她在情感上的投入很引人注目，她热烈而又开放地谈论着内心的冲突状态，现在这一切都能够被忍受，也可以被加工了。悲伤是令人心碎的感觉，但也是可以被分享的。

STPP 结束阶段中治疗师的反移情议题

（治疗师）与患者一样被这些疑问困扰着：这是结束的恰当时机吗？患者能够保持已经取得的进步吗？患者在缺乏进一步支持的情况下能够面对未来的困难吗？

Wittenberg（1999，p.351）

心理治疗的结束总是会激起特定的反移情议题，特别是在跟抑郁青少年一起工作时，他们与父母分离或依赖的发展性议题总是令人担心的。与有自伤和自杀风险的青少年一起工作，会给治疗师带来一系列特定的反移情焦虑。

　　正如 Ryz 和 Wilson（1999）所指出的那样，"结束，以及随之而来的隐含的丧失、分离、死亡和失去亲人，很好地描绘了感觉生硬而又险恶的一种体验，给患者、也同样给治疗师带来强烈的冲击"（p.399）。特别是在诸如 STPP 这样有时限的心理治疗中，反移情的感受与结束相连，"是残酷与剥夺的感觉，并带来内疚与不当的感受"（p.399）。Wittenberg（1999）提醒我们：

> 我们不仅感受到了患者的痛苦，更为重要的是，我们在与儿童、成人、患者们分离之际，还能意识到自身的丧失感；我们在他们身上投入了太多的时间、精力、思考、爱与希望；他们激发了我们的想法，帮助我们增进理解，扩展我们的情感能力……我们也许还会怀念，被如此强烈地需要，被如此执着地置于热烈情感的核心位置之上。（p.353）

　　对于 Lanyado 而言（1999b），结束治疗（特别是与青少年的治疗）是一个"放手"的过程，与父母及其孩子们所经历的过程一样。这一"放手"的过程与治疗任务的核心——在内心中"抱持"青少年的过程相对应。为了真正放手患者，治疗师需要意识到自己可能经历的所有"恼人的"反移情感受，并据此来帮助青少年辨认和接受他对于"向前走"的感受。在这个角度上，结束最好被理解为过渡阶段——不仅仅是结束，还是新的开始。这一过程的丧失与痛苦也许可以被想象"接下来会发生什么"的兴奋所平衡；与此相反，结束艰难的治疗工作的解脱感也可能被对未来的巨大焦虑所平衡。

安娜：结束与丧失

随着治疗进展到结束阶段，安娜感觉太多变化同时来临了：学业结束了，治疗结束了，童年也结束了。安娜的治疗师很担心，治疗的过早结束会给安娜脆弱的发展带来风险。增加会谈次数是否能帮助安娜更好地度过进入教育学院前的过渡时期；这看上去是适当的治疗考量。在督导时，大家讨论到了这个问题。结束治疗可能会被安娜感知为，是突然而又残酷的一场灾难，这一幻想不仅在外部环境的视角下被探讨到，也在安娜的内部客体关系视角下被讨论到了。督导小组讨论了这样一种感受，即延长治疗工作有可能带来与初衷不一致的感觉，从而活现了安娜在模糊的边界方面的核心冲突。如果维持 STPP 的框架，则结束会被想象成进身之阶，而非重大灾难。

在最后几次会谈中，安娜扮演了一个孤独者的角色。她常常谈到，朋友聚会不带她，或者在交流中把她排除在外。因为安娜定期出席会谈，传达了渴望思考和理解这些体验的需要，因此这不禁让人联想到这些体验在此时此地的治疗关系中的象征意义。安娜的治疗师反馈了，当治疗师在假期远离安娜，以及在治疗结束之际跟其他人一起时，她可能会如何感受。也许安娜感觉治疗师结束治疗是因为安娜应该像成人一样管理自己（她已经满16岁了），或者是因为还有其他更小的患者在等着被治疗。也许安娜很难相信，在过去的几个月时间里所有这些艰苦的工作，两人之间所发生的那些思考与理解仍然能够留在她的心里。心理治疗会不会有点儿像她在这一年当中的学习体验：一方面它为安娜提供了进入教育学院的基础，而另一方面安娜也渴望在老师、朋友和家庭的支持下继续学习。治疗师反馈了这一切并不容易，因为这可能被她感受为好像什么也没达成，并且她可能也很难相信治疗当中已经完成了的任务。安娜看上去对这些想法很感兴趣的样子。

在最后几次会谈中，安娜第一次提到了她对学校里一个男孩萌生了兴趣，他似乎也对她心生情愫。这开启了思考伴侣以及父母伴侣的空间，包括她与人结成伴侣的可能性。安娜谈到她不认识自己的亲生父亲是一种什么感觉，她很好奇自己是不是长得更像爸爸而非妈妈。接近安娜内心富有创见而又关注孩子的父母伴侣也似乎更加明晰而有可能了。同样，一些想法，比如有时间考虑问题、计划事情，以及有时间让重大生活事件逐渐发生、发展而非突然闯入，也都更加明晰而又可能了。能被人认识和可以被认识的观念感觉很重要，因为安娜变得更为和谐一致，也更能认清自己了，而不再感觉心理体验都是灾难或者大祸临头。

对未来的考虑，包括需要进一步治疗的可能性

有些时候，临床团队可能会认为青少年需要更长时间的治疗。但最好不要在结束阶段非常明确地提出这种可能性，因为这可能会掩盖对结束的体验。后续的跟踪提供了一个契机，可以再次评估青少年的情况（参见下文"治疗结束后的接触"）。

青少年对治疗结束的模糊感受，也许会特别地通过有关未来的治疗的想法传达出来。例如，在 Trowell 及其同事（2003）对青少年抑郁症的一项研究中，一个女孩在最后一次精神分析心理治疗中说，她希望在结束之际，所有的进步都不会被忘记，然而即使有可能，她也不想接受进一步的治疗了，因为她在学校还有很多事要干。随后，她接着说，她与朋友们在一起有多开心，而回到黑漆漆的家有多难受，她的妈妈很可能抑郁了，躺在床上。治疗师感受到，对于这个女孩而言，感觉治疗师准备放她走有多么重要。然而经过反思之后，治疗师认为，以下诠释可能更有帮助：将女孩对于失去自己已经取得的进步的恐惧，与因而让妈妈和治疗师陷入自

己之前的抑郁状态中的恐惧联结起来，这种状态看上去不像是一个安全的、可资倚赖的基础。

安娜：看到治疗之后的未来

安娜和治疗师在治疗结束时讨论了后续回访的可能性，安娜可以用自己的方式提出这样的请求，这与实际上要结束定期会面的现实形成了反差。在最后一次会谈中，安娜谈及自己感觉更有信心了，但是不确定这种感觉是否能够持续。她说不来做治疗感觉"怪怪的"，这个词她重复了好几遍，当治疗师问道，她是否可以多解释一下自己的意思，安娜说："我想我准备好了"。接下来她们探索了安娜的复原力，尽管安娜近期经历了非常严重的困扰，但是她能够谈论和思考自己的困境，而不再感觉自己的世界彻底分崩离析了。安娜谈到这种感觉很奇怪，这是非常可以理解的，但她们也注意到，这不再像几周之前那样被感知为危险了，那时安娜会谈及自己的惊恐和不祥的预感。

安娜：总结报告

安娜的治疗师就安娜的进展给她的家庭医生写了一份最终总结报告。这份报告的初衷是对写于治疗开始阶段的初始报告的补充，并且与之相互印证。

安娜在STPP的进程中不断展开的体验

安娜建立起稳定的频率，每周出席她的会谈。她只缺席了评估之后的两次会谈。一次发生在她的结业考试期间，另一次则与结束阶段安娜对分离过程的处理有关。安娜积极参与 STPP，这最为生动地体现在她开始有能力去探索复杂不安的挫折感、批评以及丧失的痛苦。这些冲突潜藏在安娜的情绪低落和世界分崩离析的感觉之下，正如她在过去几年中所体验到的那样。

安娜的低落情绪体验之潜在动力

在安娜被转介到我们的诊所时，她被评估为长期受到低落情绪的困扰，而这最有可能是由家庭密友的离世所引发。她的情绪困扰往往躲在能够应对与处理问题的表象之下，她也总是以照顾者或父母的权威形象进入一段关系当中。安娜还说自己有剧烈头痛或躯体疼痛（比如胃疼）的体验，这些看上去实质上都是心身症状。随着定期可靠、每周见面的治疗关系的发展，安娜能够感觉到被抱持了。随着安娜的心理状态和关系模式在治疗过程中的不断展现，探索这一切的可能性让她们得以探讨一些潜藏更深的、令安娜体验到低落情绪的动力。这些动力包含以下这些主要领域。

青春期的分离与个体化困扰：父母形象的内部表征其困惑与模糊的程度很高，而且存在时间很长。这可能源于安娜体验到父亲缺失所带来的影响，还有她对亲爱的姨妈的体验，姨妈在她的童年里扮演了一个非常重要的角色，却在她10岁时去世了。在心理治疗的过程中，治疗师和安娜理解了，安娜的挣扎源于无意识困惑的关系结构，她在当下的关系里面如何才能找到一个合适的位置。这方面的一个例子就是，内在的母亲形象轻易就可以与姐姐或者孩子的形象互换。在她那紧密交织在一起的扩展家庭中，这似乎将安娜推到了一个照顾者的位置上。姨妈的故去仍旧给她带来了心如刀割的感觉。似乎安娜对这之后的一系列家庭变故与冲突的感知，都因近期一位家庭密友的离世而统统翻涌上来了。这又碰巧与她青春期复杂的发展议题同时出现。

在姨妈去世时，安娜说自己就像一个大发脾气的孩子一样失控。继父又恰在此时进入这个家庭，她感觉这一系列事件难以应对，而这又制造了家庭关系的紧张。妈妈与继父都说那是一段非常艰难的时光，安娜的妈妈也解释了失去姐姐对她的重大打击，因为妈妈早逝之后，是姐姐抚养自己长大的，她非常爱她。看上去似乎可以理解，在这个过程中安娜的悲伤和抗议导致了她强烈的行为爆发，而这又导致一个小姑娘戴上了一个能干的小大人面具，尽管她刚开始发育和进入青春期，她却摆出一副自信、掌控一切的父母形象。在她面临如何调整自己变成大人之际，这种情感防御似乎破碎了，这也正值她的学业结束之际，以及妈妈的朋友离世之际。这一切触发了情绪困惑的危机，安娜的无意识自我定位是能干的道德权威，它不再能保护她了，她感觉自己分崩离析，她不可控制地哭泣，并伴有心身症性的疼痛（例如严重的头痛和腹痛）。只有在治疗中，这些无意识动力才有可能被看到，并且被思考。安娜在探索这些动力的时候十分好奇和积极，并表达了理解自己的体验是多么地有帮助。随之而来的是，安娜可以更加平衡地感受自己、思考自己的困扰，与此同时感受到情感与理智的力量。

哀伤：在整个治疗过程中，令安娜挣扎于哀悼以及让她从失去姨妈和妈妈的朋友中恢复过来的潜在动力慢慢地浮出水面。她特别提到了姨妈离世带给她发自肺腑的强烈震撼，这让她感觉身体不适，导致猛烈的行为爆发。她似乎通过内化和安装一个成熟、勤勉而又有组织地处理事情的表征形象，来紧紧地抓住与姨妈的关系。这在某种程度上帮了安娜，她在学校表现良好，能够应对在她青春期里出生的同母异父的弟弟妹妹。虽然她本能地感觉到自己需要扮演弟弟妹妹的母亲角色（妈妈已经说过，她自己也是姐姐带大的），但是她也受困于潜在的怨恨。由于这一切占据了她的心思，安娜回避了分离、重新确认自己的身份这样一个典型的青春期任务。这导致同伴关系紧张，因为安娜常常感觉自己比他们都大，总是对他们孩子气的做法不满意，并导致与权威形象的竞争关系（特别是在家庭当中）。安娜提到她感觉非常困惑，属于自己的生活到底在哪里，她难以从家庭中分离出来，或为自己找到值得信赖的同龄人群体。虽然后者对安娜而言仍旧十分艰难，但她已经领悟到，潜藏于自己认知之下的感受是什么，以及有些时候她会把与主要家庭成员有关的关系体验为两极化。她能够探索自己是如何被姨妈与妈妈的抑郁体验所影响，也能够谈论自己小时候感觉多么脆弱、多么怅然若失。这让她从当下类似的体验中解脱出来。随着心理治疗逐步推进，安娜越来越能够意识到自己需要帮助，并能够从家庭、学校和治疗中获得帮助。这看上去增强了她在面对极度悲伤和破碎的情绪状态时的复原力。安娜躯体疼痛和头疼的体验也显著降低了。

危险与保护性因素

以我在治疗结束时与安娜工作的经验来看，她的自伤风险很低。她已做好准备进入教育学院，她对前景很是期待。然而她也很有可能再次抑郁症发作，值得注意的是她提到过母系的抑郁症家族史，姨妈和妈妈都曾抑郁过。安娜对自己再次滑向低落情绪的指征很警觉，也知道如何寻求帮助。

治疗结束后的接触

以往，许多精神分析心理治疗师认为，治疗结束后继续与儿童青少年患者接触是不好的，因为从解决移情的角度，这种做法被认为是与预期目标相悖的。然而，如果说治疗关系的定义更多地指向一种新的依恋关系（Lanyado，1999b），或者治疗师考量的重要因素中有发展视角，抑或患者内化的能力需要持续的支持（Rustin，2004），那么，对于要求在治疗结束后继续与患者接触的态度也许就有所不同了。正如多年前 Buxbaum（1950）所说的那样，如果我们在治疗结束之后继续与患者保持接触，"那么，我认为这样的过程去掉了以强力的方式结束分析所带来的创伤性影响。分析师本人也拒绝让治疗变成具有威胁性的和施虐意味的'从此不再（接触）'"（p.190）。

如果提供后续的会谈看上去是有所助益的，那么今天的儿童心理治疗师通常会这样做，特别是对一些青少年，他们非常在意丧失和破坏性的恐惧。如有必要，STPP 可以在治疗结束后提供大约 4～6 个月一次的后续会谈。这样的时间间隔对于相对较短的治疗是适宜的，它提供了足够的时间让 STPP 治疗的收获与局限性都能够越发明晰，而不会冒险过于急切地提供进一步治疗，也不会因为间隔太长而失去患者。青少年也许不会对此给出回应，他有拒绝的自由，这一点很重要。其背后的真相是，治疗师必须学会让自己放手，其实我们常常并不知道青少年如何看待我们所提供的治疗。

安娜：后续的会谈

安娜与治疗师在结束治疗之际达成一致，安娜有机会在四个月之后回来一次，治疗师可以提供这次会谈，但是安娜完全有自由不接受。之后，治疗师如约提供了这次会谈机会，而安娜过了几天才回复，她同意接受这个提议。到她们约定见面的那天，距离 STPP 治疗结束的时间已经过了五个多月。

安娜说她已经在教育学院学习了一个学期，她很高兴妈妈和继父同意了她自己选择的方向。起初，安娜提供了有关新生活的大量材料，这让治疗师感觉很熟悉，并且感觉被一大堆未经消化的信息淹没，但与此同时治疗师

又有一种感觉，自己被年轻人热切的生活排除在外了。然而，治疗师静静地反思之后感觉到，这些材料非常明显地区别于治疗师与安娜最初会谈时的材料，现在的重点放在同龄人的社会活动上面，看上去是以安娜自己为中心的，而不再以复杂的家庭事务为主了。当然，随着会谈的进展，安娜也的确回顾了现在的家庭生活，并谈及更加祥和的家庭氛围。

治疗结束之后，安娜没再经历任何复发或者抑郁的回归。治疗师惊讶于安娜描述自己当下生活时的活泼愉悦，并且感慨眼前这个年轻姑娘在治疗最初的几个星期里曾是多么难以让人回想起来。

第 五 章

与父母和照顾者的工作

与父母和照顾者进行精神分析工作的原则

可以这么说, 父母工作者处在我们所关心的孩子的内在世界与其外在世界的家庭、学校、日常事件以及外部现实两者的交汇点上。

Miles (2011, p.110)

儿童心理治疗师使用很多方式与父母和照顾者接触, 以支持儿童或青少年患者的治疗和情绪发展。父母和照顾者对孩子的困难、孩子的心理治疗师以及整个临床团队的感受, 是整个治疗图景中非常重要的一部分。这很重要, 因而不仅需要在整个过程的设置、评估和回顾阶段进行讨论, 也要在独立于年轻人的治疗之外单独开展的父母工作中讨论, 这是父母和孩子都渴望的。下文中会简要地讨论回顾治疗的过程, 但本章最主要的焦点是与年轻人的心理治疗平行发生的父母工作, 这里我们称之为"父母工作"的, 有时候也会被称为"父母的治疗"(Frick, 2000)或是"父母的心理治疗"(Sutton & Hughes, 2005)。这里所描述的是 STPP 所提供的父母工作模型, 不过其他精神分析方向的写作者也曾描述过对那些没有接受心理治疗的年轻人父母所进行的工作。例如, Jarvis (2005) 和 Trevatt

（2005）就描述过在青少年拒绝参与的情况下，对父母单独进行的有效果的工作。父母有时候也会参加团体工作（Rustin，2009b）。撰写本章时，我们主要考虑的是父母，也可能包括养父母。但是其中很多内容也同样适用于其他照顾者，如收养机构的照顾者，他们有责任提供与年轻人相关的日常父母功能；两者在情境和需求上的差异会在下文"与被收养和被照看的孩子及其照顾者工作"中予以具体的关注。

父母与治疗师的关系，服务以及父母工作者

Harris（1968）曾描述了，关注儿童或青少年患者的父母对治疗及治疗师的感受和幻想的重要性。她注意到，当孩子接受治疗时，父母常常会有无意识的焦虑和内疚感：

> 每一个父母，其内心的某个地方都仍然存在着一个小女孩或小男孩，他们认为自己不可能成为好的母亲或父亲。当出现问题的时候，这个母亲的内在小女孩就会被发现，并将其内在母亲的超我投射给治疗师，内在母亲的超我会指责她的自负和糟糕的养育，并把孩子带走。（p.53）

Houzel（2000）从与自闭症孩子的工作经验中提出，与父母的治疗联盟必须在最初的几次会谈中建立，因为"当父母见证了试图通过解释和说明去理解的过程之后，就有可能与治疗师建立起一个真正的治疗联盟"（p.122）。早期的联盟需要通过常规的回顾性会谈来维持，它会成为接下来的治疗"参照点"。回顾性会谈允许父母或照顾者，直接（尽管是有限的）了解治疗师对孩子的情绪生活的看法，包括年轻人对父母可能存在的需求，以及整个工作的进展。Rustin（2009b）认为，"在好的情况下，这样的会谈可以提供一个整合不同观点并同时丰富父母和治疗师的理解的机会，但是也可能出现困难情况，治疗师和父母之间在目的上可能会出现分

歧"（p.210）。（STPP 的初始会谈和回顾流程会在下文中描述。）

精神分析的父母工作

与儿童和青少年个体心理治疗平行的父母工作，长期以来都被视为治疗中基本且不可或缺的一部分（Klauber，1998；Rustin，1998a，2009），在治疗的成功中扮演着根本性的角色（Midgley & Kennedy，2011；Novick & Novick，2005；Szapocznik et al.，1989）。尽管我们可能并没有见到所有参与 STPP 治疗的青少年的父母，但是如下文所述，与父母进行治疗性工作的重要性仍然不应该被低估。

Hopkins（1999）在她对家庭工作的讨论中，很好地描述了与父母工作过程中的主要元素：

> 和个体治疗相同，（父母工作的）目的在于提供一个安全可靠且具有确切边界的设置，通过它可以逐渐地提升安全感。治疗师通过设置来提供所谓的"涵容"。这是一个双重过程，治疗师要承受和涵容自己的焦虑和挫败感，也要承受和涵容家庭里的，随后她需要等待，直到她弄明白如何将她对家庭冲突的体验进行言语化，并以父母能够接受的方式帮他们认识和对此进行反思。与个体治疗一样，治疗师要监控家庭对治疗师以及临床工作的感受，并且可能需要在移情方面进行探索，尤其是如果家庭感觉到被指责或受到威胁。（p.84）

父母工作与儿童或年轻人的治疗并行，它的特点和范围会因父母或照顾者和孩子的需要，以及对他们来说是否恰当和可行而各有不同。Rustin（2000）详细描述了四个主要的类别：

> 在谱系这一端，个案的主要目的是获得父母的支持，来保护和维持儿童的治疗。第二类是，父母在行使父母功能方面寻求支

持……第三类的明确目的是，要在家庭功能方面促成改变，父母
也同意将它作为整个工作的一部分……谱系的另外一端是，父
母一方或者双方都接受个体心理治疗，他们愿意出于自身的利
益作为患者投入到治疗当中。（pp.3-4）

Rustin（2009b）呈现了如何使用反思性的观察与协调来促进理解父
母的人格，以及它们如何在治疗中影响到父母对孩子的养育。她强调"焦
虑的连续谱，从作为父母而完全不可避免的日常焦虑，到将家庭带到儿童
治疗中的极端焦虑"。用依恋的术语来说，"正常的安全依恋实际上是，儿
童可以与一个能够为他们感到焦虑的人形成联结"（p.209）。

Harris（1975）强调，用描绘父母人格中的成人部分和婴儿部分来支
持父母功能的改善。从这一观点出发，Rustin（2009b，pp.209-210）确定
出所有精神分析性父母工作中潜在的四个关键领域：

- "婴儿式和成人式心理状态的区别"——帮助父母觉察，在哪些时刻
  婴儿式的感受和幻想淹没了父母功能；
- "人格和父母功能中，母亲和父亲部分的特点"——"这些特点在个
  体内部的平衡，以及它们在父母组合中的分布方式都是卓有成效的
  发展点"；
- "俄狄浦斯情结及其后遗症"——这一点在新伴侣引起嫉妒感的时候
  尤其困难；
- "在养育孩子方面需要帮助的父母感受到的羞耻体验"。

Rustin（2009b）认为，父母工作提供了一个针对情绪挫折的反应模型，
它包含了五个核心元素：

第一个是关于建立和维持一个可靠的设置，可以在其中谈
论非常令人不安的事情。……第二个元素是共同创造出可以分

享的语言来描述痛苦的情绪状态……第三个是对界限和差异的
重视……第四个是一个足够复杂的对人类情绪和亲密关系的
理解。……最后也是最重要的一个是聚焦于对行为赋予意义。
（pp.213-214）

Sutton 和 Hughes（2005）为精神分析的父母工作创造了"父母的心理
治疗"一词，用来表示它的状态和重要性以及对父母功能的聚焦（p.171）。
他们认为，这类似于"伴侣精神分析工作中对关系的聚焦……而不是将
父母中的任何一方当作'指定的父母'（Ruszczynski，1992）"（p.171）。
他们讨论了父母对服务的移情，尤其是"当父母寻求一个成年人去涵容
他们的焦虑时所产生的祖父母式的移情"（p.172）（又见 Miller，2001；
Whitefield & Midgley，2015）。Sutton 和 Hughes（2005，pp.173-174）提
出了一个由五个焦点领域组成的父母工作框架：

- "信息交换"；
- "一般性的'儿童指导'和针对儿童治疗的具体沟通"；
- "对日常养育进行支持性审视"；
- "对家庭关系以及其他关系的探索和治疗性干预"；
- "对于父母的早期关系对当前的影响，进行探索和治疗性干预"。

Frick（2000）描述了父母的矛盾情感，这产生于他们既渴望孩子幸
福又有维持自身防御的需求，而二者是有冲突的。她认为，尽管这在个体
心理治疗中确实存在，但"如果我们将儿童的症状视为父母自身的问题，
那么动机和阻抗就存在于不同的人身上，因此治疗就会变得更加困难"
（p.67）。她认为，父母对自身创伤或困难、强烈的羞耻和内疚感的防御会
使父母难以投入父母工作中或支持孩子的治疗（pp.74-75）。关键是要理解
这些困难的来源与意义。Klauber（1998）描述了父母在与有障碍或困难

的孩子共同生活时所具有的压力——尤其是需要药物干预的情况——以及有必要细致小心地去理解这类养育体验中的创伤特质；这常常需要懂得创伤后的现象。她强调对移情和反移情的密切关注，尤其是当父母将治疗师或父母工作者感知为一个"检察官或迫害者"的时候（p.86）：

> 当焦虑、敌意和绝望被投射的时候，通常很难涵容自己的想法，或者很难避免草率和评价性地得出是谁或者什么事情对谁造成了什么的结论。同时，这类孩子的大多数父母都有丧失养育能力的感觉，因而对此还需要真诚地共情。（p.86）

Klauber 认为，这些工作可以在精神分析的层面上得以深入，"因为增加感到被涵容和理解的体验，可以给理解体验的无意识意义带来更多的信任与兴趣"（p.106）。

这就意味着，与父母或照顾者建立联盟，就像与儿童或青少年患者建立治疗或工作联盟一样，是必要的（Houzel，2000；Miles，2011），其基础是认真对待父母对孩子的关心程度，以及在很多个案中都存在的，孩子的困难给父母带来的压力。Green（2000）认为，激发与父母形成工作联盟的，常常是他们"想要成为足够好的父母的愿望"（p.26；作者强调），以及"修复的希望"，他们想要更好地养育孩子，好于自己被养育的体验。Green 认为，要估算父母或照顾者在多大程度上是从孩子本身的角度去理解他的，可以从孩子在家庭内部扮演的角色，以及他为父母承担的投射性质和强度来考虑：

> 在连续谱的一端，是那些可能是由于自身的病理性原因……很难将孩子从自己的需要和愿望中分离开的父母。连续谱的中间部分，可能是那些在自己的愤怒、恐惧、受伤或失望感受里挣扎的父母，他们想要去理解孩子，但发现被自身的经历、局限或是冲突所限制。而最有希望的，是那些已经在情绪上准备

好去觉察孩子的感受的父母。（p.29）

　　为了在持续的父母工作中保持这样的联盟，并保持父母对孩子的治疗的支持，治疗师有必要常常"涵容那些可能会干扰儿童治疗过程的嫉妒感……（这）不仅包括父母对治疗师的嫉妒，以及父母对幻想中的'治疗师–母亲'与孩子之间的完美关系的嫉妒，也包括父母对孩子接受治疗的嫉妒"（Horne，2000，p.60）。

　　父母工作中能够明确使用移情和反移情的程度，取决于父母或照顾者与父母工作者之间所达成的协议。Sutton 和 Hughes（2005，p.173）认为，这些领域中的父母工作可以在移情的两个水平上开展：

- "治疗师使用非言语的移情和反移情理解来形成他们对父母的理解及反应"；
- "治疗师外显且言语化地使用对移情和反移情的理解"。

　　他们认为"不同之处在于移情的性质，它在多大程度上影响了相互之间的接触进程以及参与评估和治疗的主要任务的能力"（p.172）。他们认为，虽然治疗师或父母工作者不一定有必要将之言语化，但是，仍然存在这样的情况——"他们是否能够继续参与工作的一个必要条件是，第一次接触时就与父母明确地谈论移情"（p.172）。在父母用攻击或敌意来防御内在普遍存在的面对权威的羞耻和恐惧感（Horne，2000）的情况下，这一点尤其重要（Sutton & Hughes，2005，p.172）。相比之下，Horne（2000）认为，大量的父母工作"发生在意识或前意识水平，是与功能性自我而不是无意识一起工作"（p.63）。她提出，只有在父母的材料似乎更多地来自他们的无意识时，可能才意味着父母需要对自己的问题做单独的工作（p.63）。这部分工作是否应该转介给一个对成年人工作的实践者，以进行个体心理治疗，目前仍然是有争议的。不过，对于整个家庭来说，他们的不同问题和需要如果可以在同一个服务中被涵容，可能更有帮助。如果父母工作由儿童心理治疗师来实施，那么需要讨论在何种程度上使用对移情的解释（如：Rustin，2009b；Whitefield & Midgley，2015）。尽管儿童心理治疗师作为父母工作者显然会参考他的反移情，以理解接受服务的父母和治疗中的孩子。

STPP 的父母工作

与所有精神分析儿童心理治疗一样，STPP 中的精神分析父母工作是与年轻人的治疗并行的临床工作，由不同的治疗师进行，目的是支持治疗，促进父母或照顾者理解青少年期孩子的困难，帮助他们应对由孩子激起的不可避免的焦虑，这些孩子正在遭遇巨大的困难，如抑郁症。这项工作通常由一名儿童心理治疗师来承担，但是也可能由接受过核心训练的其他临床领域的不同临床工作者承担，他们同样具备所需要的相应程度的知识、技巧和经验，可以在已知的精神分析工作框架下与父母进行工作。STPP 的父母工作常常由负责年轻人个案管理的临床工作者来承担。

与父母和照顾者工作的任务是多层面的，包括帮助父母参与到治疗过程中，思考年轻人及其治疗体验，以及考察与父母相关的议题。还包括对家庭内部关系问题的思考，涵容父母被年轻人的抑郁症所激起的焦虑，父母自身会对年轻人造成冲击的问题（如果它们可以在 STPP 的时间框架中被讨论），以及适当地对家庭内部的经历和代际间因素进行讨论。

STPP 父母工作所基于的原则是，如果父母的焦虑可以被有效地涵容，那么他们就会拥有更多的空间去思考他们作为父母的体验。其中包括他们被抑郁的青少年孩子所激起的情绪和焦虑，以及如何更好地理解和支持孩子的成长。如果他们对孩子的抑郁症有更多的了解，那么他们可能就会更有效地作为父母去思考和行动。父母也许可以放弃亲子关系中的某些固执想法，重新"想象"他们的孩子，并形成对他的新观点。这样亲子关系就可以开始发生改变。这就与处理焦虑的防御性方式，如僵化、解离、诉诸行动、分裂或者对年轻人的侵入和控制行为形成了反差。

STPP 父母工作的目标和宗旨

为了使年轻人可以充分利用 STPP，父母工作是非常重要的，这和在长程精神分析心理治疗中一样。父母工作的主要任务是，帮助父母将年轻人的幸福和心理需要放在重要的位置上。但是，有很多父母或照顾者可能有自己的困难，包括抑郁症的问题，因此，很重要的是，临床工作者将他们看作是拥有个人权利的人。如果有可能，父母工作者需要在工作接近尾声的时候，与父母探讨其他可能帮助他们的方式（下文会进一步讨论）。父母工作的性质，以及针对每一位父母或伴侣可以讨论的内容，都必然取决于他们对探索深度和广度的内隐或外显意愿，以及从情绪上讲哪些是可以承受的。

STPP 父母工作的主要目的是：

- 帮助年轻人参与治疗并持续治疗；
- 帮助父母思考，他们如何理解青少年期孩子的抑郁以及他们对此的反应；
- 如果可能，观察并讨论父母心理状态中的情绪领域，包括抑郁或抑郁性焦虑的体验和在父母组合中的功能（在适用的情况下），并且在可能的情况下，分享这些观察；
- 促进父母讨论，他们自己在青少年期的被养育体验以及他们在青少年期的心理状态；
- 帮助父母与其他参与其中的临床工作者以及年轻人的外部世界网络取得信息上的关联，以控制风险。年轻人的外部世界网络包括学校或学院、社会服务（相关的），或者全科医生。

　　有些功能，如风险控制或参与回顾性会谈，可能与个案经理的角色重合。在很多临床机构中，这两个职责可能由同一名实践者承担。

STPP 父母工作的主要焦点

　　在 STPP 中，针对父母一方或双方工作时，父母工作者必须要清楚，在与父母工作的框架中，焦点在于父母的青少年期孩子以及父母的养育思考、体验和关系，而不是父母作为一个人这个个体，或者父母作为养育伴侣他们自己的成人伴侣关系（Whitefield & Midgley，2015）。同时，在与父母工作的时候，对他们的养育以及孩子如何体验他们夫妻的关系非常重要的是，其关系被塑造和起作用的方式（Harold & Conger，1997；Rhoades，2008）。父母工作的主要目的在于"改变养育功能"（Rustin，2009b，p.213）。其中有很多不同的形式，包括：

　　　　为被自身心理问题极度困扰的父母提供支持，他们可能对孩子造成伤害；为贫困和脆弱的父母（如丧亲的家庭、被伴侣抛弃的母亲，难民家庭）提供支持；以及尝试探索被父母看待事物的无意识方式所打扰的养育功能。（Rustin，2009b，p.213）

　　在父母一方或双方都存在很高的情感需求或自身都有心理健康问题的情况下，治疗工作就需要相当地谨慎（又见 Bailey，2006）。在多大程度上提供基于移情和反移情的外显精神分析性解释，将取决于父母或照顾者的情绪意愿（Rustin，2009b，p.218），以及个体临床工作者的技术、知识和临床选择。不同的父母或照顾者对内省性干预的承受力是不同的（p.213）。从根本上来说，父母工作者所提供的是"同时从父母和孩子的角度去共情的能力"，以及使用父母工作中所建立的关系去告知"其他可能具有治疗潜能的对话方式"（p.218）。

　　在青少年期，必要的发展意味着年轻人必须与父母进行更多的分离，他们哀悼儿童时期体验过的、记忆中的父母丧失，并且在青少年期发展出与父母的新关系。在抑郁的情境中，一些青少年可能会对这样的发展任务表现出忧郁的反应，尤其是他们需要承受对父母充满矛盾的情感，努力转向同辈群体并建立同辈关系，包括具有性性质的关系。这不仅对青少年来说是一种挑战，对父母也是一样，在一个平行的过程中，他们需要做出发展性的转变，包括在他们的角色上，以及他们同孩子（现在是青少年）的亲密本质上。如果是双亲家庭，这个过程通常会给伴侣关系带来变化和新问题。父母可能会因为这一过程所激起的痛苦及其所包含的丧失，而变得僵化、抗拒或陷入冲突。在 STPP 中，父母工作会为这种情况提供帮助，促进他们哀悼对年幼孩子的丧失，并对他们青少年期的孩子发展出感兴趣与欣赏的态度。随后父母就会处于更好的状态，帮助他们的孩子识别新的情绪现实，并在发展的过程中获得信心，包括与父母建立新的、从未遇过的联结方式。

与父母或照顾者工作的框架、设置与协议

尽管为父母提供的治疗次数通常要比年轻人少很多，但是在孩子的整个治疗期间，父母工作为父母提供了定期以及可靠地与父母工作者会面的机会。通常的设置是，年轻人每进行4次治疗，其父母就进行1次，一共大概是7次，差不多每次间隔1个月。不过，这在父母工作中并不是一个固定的标准，父母治疗的节奏由每个个案不同的情况来决定。有些父母，尤其孩子是年龄较小的青少年，或者孩子的行为风险性比较高时，可能需要更高频率的父母会谈。整个工作期间，会谈频率也有可能不同，可能某些时间点需要更高频而另外一些时间点需要更低频。父母工作通常与年轻人的治疗同时开始，在年轻人的治疗临近结束的时候，安排父母工作的会谈非常重要，这样就可以回顾年轻人的进步，并对父母因为工作技术引起的焦虑进行讨论。在一些临床情境中，父母对治疗的坚持可能超过

了孩子对治疗的参与程度。无论如何,有效的父母工作仍然要开展,在某些情况下,这甚至可能是所有干预中最重要的部分。

父母工作的会谈与治疗会谈一样,理想的情况下,应该每次在同一个房间中开展,持续50分钟。会谈的房间应该保持安静、私密并免受打扰。最好每次都预约在(每月的)同一天和同一时间。将父母的会谈与年轻人的治疗会谈安排在同一地点和同一时间通常是最好的,尤其如果父母需要接送年轻人来治疗,但也并不总是这样。

谁应该来参加父母工作

对参与治疗的年轻人来说,养育和照顾环境可能包含了较大的范围。首要的议题是,确定谁应该来参加父母工作,尤其是那些有冲突的家庭和由政府照顾的年轻人(见本章"与被收养和被照看的孩子及其照顾者工作")。

对于父母或照顾者以并行的父母工作的形式参与到治疗当中,年轻人也会存在不同的态度。有些年轻人可能会反对父母的参与,这和专业上需要与父母接触的观点相互冲突。在英国,16岁及以上的年轻人(并且根据对他们的情绪成熟程度的评估,他们具备"能力")有权利在没有父母参与的情况下接受治疗,这一权利需要得到尊重。对于16岁以下的年轻人,可能就需要通过协商来达成所有人或多或少都能够接受的共识。

年轻人的家庭情况可能包括如下:

• 完整的父母伴侣;

• 分居的父母(当前可能有伴侣,也可能没有);

• 单亲父母;

• 养父母;

• 朋友或家庭照顾者;

• 由当地权威机构养育并承担父母的责任。

如果有完整的父母伴侣（当然可能是异性或同性伴侣），那么最好双方都能参与会谈，虽然并不是所有的情况下都可以做到。这样做除了有助于从两个不同的角度收集信息之外，也可以将年轻人与父母双方独立且不同的关系生动地带入工作中来。伴侣双方的积极参与也创造了观察年轻人的抑郁症和青少年期发展对父母伴侣关系影响的可能性，并使治疗工作可以关注到这个部分。这样提供了一个机会去思考父母之间的伴侣关系困难如何影响到了他们的孩子，包括与抑郁症相关的焦虑和情绪状态。在一些家庭中，抑郁性困难的源头更多地来自父母和父母之间的伴侣关系，而不是年轻人本身。与父母伴侣工作可以使伴侣有更多的承受力去了解孩子的抑郁状态（在情绪的角度上）。这就能够促进他们发展涵容孩子和自己的挫败感的能力，并进一步形成"伴侣心理状态"（Morgan，2001；Morgan，2005）。

如果父母不处于完整伴侣的状态，但每一方都仍然和孩子保持着活跃的关系（并且仍然保留着养育的责任），那就需要为每一方都提供一个初步咨询的机会，无论是一起还是分别参加都取决于双方合作（或敌对）的程度。这样的讨论可以用来评估和确定由谁来参与父母工作的会谈，是由一方规律性地参加，还是双方分别参加但各自的频率减少。对单亲的父母来说，与父母工作者的会谈，不仅有助于缓解由养育青少年的心理复杂性所带来的情绪负担，还可以调节父母和青少年孩子之间的纠缠或者分隔动力。如果父母一方当前有新伴侣（可能和孩子是继父母的关系），那么母亲-继父伴侣或父亲-继母伴侣共同参与父母工作可能会更有帮助。

与治疗师、督导和其他代理人的沟通

考虑到潜在的风险，年轻人心理困境的严重程度，以及由此可能产生的焦虑，年轻人的治疗师和父母工作者除了和家庭进行回顾会谈，还需要在治疗会谈之外进行规律的交流。沟通频率要足以能够明显降低家庭、工

作者或者关系网络诉诸行动的可能性。临床工作者之间的会谈模式最好在一开始就达成一致。可以通过面对面或者电话的方式来进行。在某些个案中，额外的沟通（例如电话和邮件）也是必要的。而且在治疗之初，应该就保密性问题与年轻人进行讨论。

年轻人的治疗师和父母工作者可能需要分享年轻人内在世界的发展模型，关注内部客体、焦虑和防御的性质。他们还需要讨论治疗给父母和家庭带来的影响，年轻人在外部世界的功能——例如在学校、学院或者是居住地，以及他的同辈关系。年轻人的治疗师也有必要了解父母的心理资源和局限性，以理解年轻人的家庭情况。两位临床工作者还需要彼此分享，任何关系到年轻人的手足和扩展了的家庭成员的议题。

治疗师与父母工作者需要保持好平衡，在使用这种方式达成良好的沟通的同时，不去模糊两项工作之间的区别。从某种程度上来说，两者之间的充分讨论可以起到同辈督导的功能，包括涵容。不过，参与其中的每位临床工作者的移情和反移情体验（与年轻人或者父母），都会影响各位临床工作者去倾听其他人的临床材料，还会影响各位临床工作者对家庭动力的认同。这有可能会造成扭曲的理解，而从督导的角度，对一位临床工作者给另一位临床工作者提供的内容进行塑造，可能是没有帮助的。年轻人的治疗师与父母工作者之间的过多讨论可能会产生风险，造成两者之间对于家庭成员的信息和观点进行无益的交换。这可能会嵌入临床工作者的内心，并阻碍他们在后续治疗中保持无偏见的情绪。

因此，有机会与督导或者在工作讨论小组中与同事一起讨论父母工作是极其有帮助的，这一点会在第六章中讨论。从这个角度，同时为了处理治疗体验中当前未知的部分，有帮助的做法是，尽可能地对每一次会谈撰写过程笔记。这有助于产生关于父母以及他们与青少年期孩子之间关系的新思考。

父母工作者也可能是临床机构中的个案经理，那么他就需要平衡两种角色之间的差异（尽管两者是有所联系的）。为了保持年轻人与治疗师的治疗框架的完整性，尤其当父母工作者是个案经理的时候，最好由父母工作者作为与年轻人的外部世界代理人进行联络的重点。这可能涉及与这些代理人联合工作，尤其是在教育和社会服务领域。（见第三章"个案管理、协同工作和精神病性议题"。）

设置、回顾、合作和日常结果监测

评估与开始

转介年轻人的过程最有可能是从一次初始联合会谈开始的，这次会面发生在提供 STPP 的治疗师、年轻人以及父母一方或双方（就像在第四章描述的安娜的情况）之间；这时也需要父母工作者的参与。在年轻人处于治疗评估阶段的时候，父母工作者开始与父母的会谈是有帮助的。这有助于父母处理他们对这个过程的焦虑，也有助于收集额外的信息来支持评估，给予父母对父母工作的初步体验，并且帮助父母工作者去评估父母支持孩子治疗的可能性（无论是通过参与父母工作还是其他方式）。在评估阶段完成后，也可以再进行一次多方参与的会面，使大家对接下来的工作方式达成一致。

这些初始会面作为设置过程的一部分，可以提供机会与家庭创建一个好的治疗性参与，分享重要的信息，观察，并形成关于父母或照顾者和年轻人的初步概念化构想。

最初的联合会面通常需要包括：

- 对家庭情况和家庭关系，以及年轻人的抑郁对家庭的影响做初步的探索；
- 向年轻人和父母或照顾者解释 STPP 的治疗框架；
- 用合适的方式对养育功能和伴侣关系进行初步评估；
- 评估和讨论谁应该参加和参与父母工作——这点对分居和重组的家庭

以及被照看的孩子尤其重要；

- 对实际的出勤问题进行讨论；
- 在回顾性会谈的性质和频率的需要上达成一致。

父母工作会谈的理想频率和可行性有时候也会在这一节点上讨论，不过更常见的是在首次父母工作会谈中考察而不是在年轻人在场的情况下。

在某些个案中，初次会谈也给父母工作者提供了一个机会，可以用来确认，在临床机构与父母的初步接触中，他们在多大程度上提供了有关抑郁的信息，以及有关抑郁症、体育锻炼、节食和睡眠之间关系的基本心理教育。心理教育并不是STPP父母工作模型的一部分，但是如果父母还没有获得与此相关的信息，那么这次会谈可能是一个向他们简要介绍相关信息的机会。

在这个初始父母会谈中，需要对未来的会谈时间达成初步的一致。如果心理治疗师提前知道任何可能会干扰确定日期的因素，那么需要尽可能地提及。需要特别关注父母和父母工作者之间由于中断（例如节假日或生病等情况）对关系产生的影响。

在开展父母工作的过程中，父母工作者要密切关注他或她的反移情，并从中理解父母或照顾者可能出现的移情（可能是对临床机构、儿童治疗师或父母工作者）。这是父母内在无意识认可程度的最佳线索。不过，父母或照顾者对参与程度的认可在工作过程中还会持续发展。Sutton 和 Hughes（2005）建议父母工作者关注三个问题："什么对孩子有用？父母可以做哪些对他们有用的事情？治疗师可以做什么？"（p.175）。

安娜的父母：评估与开始阶段

安娜和她的母亲 A 女士一起参加了与心理治疗师和父母工作者（临床机构中的另外一位儿童心理治疗师）的初始会谈。A 女士与她的女儿一样，比较乐意接受 STPP，在有关安娜参与治疗的安排上，她表现得实际而有建设性（她同意先用三次会谈的时间来进行评估，然后所有人一起来决定是否继续进行）。在治疗师的支持下，父母工作者描述了父母工作的作用，并建议 A 女士带上伴侣（这是治疗师支持的），也就是让安娜的继父一起来参加父母的会谈。A 女士似乎非常轻松就答应了，这让父母工作者怀疑她是否真的会来并带上她的伴侣。为了更好地了解父母的问题与困难，父母工作者决定在对安娜进行治疗的评估阶段至少安排一次父母会谈，通过这种方式，也可以了解他们能为治疗工作提供多大程度的支持。

安排好安娜的第一次个体治疗以后，父母工作者就联系 A 女士安排会谈。有一些现实问题，包括他们年幼的孩子，这使得他们无法很快安排见面，但 A 女士还是和她的伴侣一起在安娜的治疗评估阶段参加了一次父母会谈。在这一次会谈中，A 女士仍然表现得相当轻松，但她的伴侣则表达了对家庭内部的紧张与争吵的担心。在父母工作者的支持下，安娜的继父最后终于表示，他不仅相当担心安娜，实际上也担心她的母亲，他小心翼翼地谈到其伴侣的周期性抑郁发作。A 女士很明显被他感动了，但对这个问题的讨论还是让她觉得尴尬和不知所措。父母工作者很小心地说明了父母工作的重点，考虑了安娜和他们自己目前的问题后，父母工作并不是对父母的"治疗"，而是支持他们对安娜的养育；同时，治疗师承认 A 女士本身的抑郁症也很重要，就像 A 女士和她的伴侣很担心 A 女士的抑郁会"传递到"安娜身上一样重要。（她也确定了 A 女士和她的全科医生曾就她的抑郁有过一些零碎的交流。）A 女士这时似乎更加放下心来。

回顾与日常结果监测

一旦确定会继续进行 STPP，那无论是否包括父母工作，都需要在回顾会谈的必要频率和时间上达成一致，在邀请谁来参加的问题上也需要有一个暂时的协议。

作为临床实践工作的一部分，两位工作者之间的良好沟通是抱持家庭和工作网络问题与焦虑的主要元素。不过，回顾会谈的目的是不同的（如上文所述），它旨在为年轻人的治疗师和父母提供交流的机会。父母工作者对这一过程的支持至关重要：他的职责不仅是支持父母去表达他们的看法，同时还要抓住在回顾会谈中传递出来的这些信息及其情感上的意义，在后续的父母会谈中进行工作。回顾会谈也可以是一个很好的机会，借此向所有人再次设定或再次确认治疗工作框架和边界。在某些案例中，可能很少需要或不需要这样的回顾会谈，尤其对较年长的青少年来说。

回顾会谈还提供了一个好机会用以实施或回顾日常结果监测量表，这些测量通常是在评估阶段的末尾被引入。结果量表或简单的治疗过程量表是一种确定和量化年轻人困难和进步的有效方法。它们不仅可以用来向同事或行政领导（有可能是临床服务机构要求的）展示治疗进程，而且还有助于年轻人或父母了解已经取得的任何进步。

在 STPP 中，对每一节治疗都进行结果监测是没有帮助的，因为这样做会对治疗过程造成过度干扰——尤其是消极移情的展开与解决。但是，在更长的间隔上有规律地使用测量，例如每学期一次，可以促进对年轻人的进程进行监测，因而在临床上是有用的。如果能够在既定的治疗关系中开展，那么儿童和年轻人是可以理解的（Stasiak et al., 2013）。用来确定治疗目标与宗旨的测量可能对于促进临床反思尤其有效（Emanel et al., 2014；Troupp, 2013）。

安娜：第一次回顾会谈

对于15岁的安娜来说，首次回顾会谈也是 STPP 评估阶段结束的标志。（此时，她的母亲和继父已经参加了一次与父母工作者的会谈。见上文"安娜的父母：评估与开始阶段"。）安娜的继父没有来，但安娜和母亲一起来了。安娜的治疗师简要地说明了安娜对评估会谈的参与以及她认为持续治疗对安娜的可能帮助。安娜主动说她想要继续治疗。但令治疗师和父母工作者吃惊的是，A 女士非常焦虑地一再询问安娜的治疗会包含哪些内容；此时安娜开始哭泣，看起来非常恐惧，好像难以承受这些内容的出现。治疗师与父母工作者努力调整这一棘手的时刻，他们解释了治疗工作的边界，A 女士接受了，安娜则松了一口气。父母工作者默默地思考，A 女士的焦虑是否与她在第一次父母会谈中谈到自己的抑郁症有关：可能她不知道女儿有没有在治疗中提到这一点，很担心这可能会对安娜产生消极影响。

STPP 中父母工作的流程

STPP 父母工作中的治疗技术

与很多其他的治疗方法不同，它们中很多都是技术取向的，STPP 的父母工作并不是以内容来建构的。有时候，如果有必要，父母工作者可能会询问一些促进性的问题来推动对话与沟通。父母工作者可能会问父母中的一方，如"事情进展得怎么样？""今天你想到些什么？"或者"你的儿子或女儿怎么样？"父母工作者也可能会询问一对伴侣，"你儿子或女儿的话或行为，对你们每一个人造成了什么样的影响？"这可以促使父母考察他们各自与孩子之间的关系以及他们作为一对伴侣如何发挥功能。这么做的目的在于开始一次谈话以及提供思考的可能性，使大家共同思考父母与青少年期孩子的情绪状态，以及他们之间的关系（Rustin，1998a）。当父母沟通的所有方面都被给予同等的关注时，父母工作者就会让临床材料展开。父母沟通的各方面包括非言语的沟通、未被表达的沟通，以及反移情体验。

父母工作者不应该假设自己了解父母中的某一方与孩子之间的特定体验；而应该尝试去找到亲子之间一种具体的独特关系。在与父母工作的这种方法中，不会采用直接的建议、具体的应对策略、靶目标和家庭作业。不过，偶尔父母工作者也可能会发现，自己在提供有关养育的建议和观点。对父母工作者来说，当出现这种情况的时候，很重要的一点是要试着去理解他为什么要这么做。有时候父母工作者可能会感觉被父母的挫败感或焦虑驱使，而为其提供具体的解决方案。这种情况常常可能是父母工作者的一种防御性活现（"治疗室内的诉诸行动"），并且（根本上来说）对父母不太有帮助。不过，在另外一些情况下，这可能有助于激发父母找到掌握亲子动力的新方法。

父母工作者需要通过谨慎思考来区别上文所述的两种情境。在与父母的工作中，父母普遍会对青少年期孩子在治疗中所发生的事情产生兴趣。他们可能会就此提出问题。在这种情况下，父母工作者需要认可他们的兴趣并且探索潜藏在这些问题之下的内容。例如，可能父母正在努力地承认或允许，孩子拥有独立的心理以及独立的体验。也有可能，年轻人已经告诉父母，治疗师没有帮助而且治疗是不必要的。此外，父母可能会担心治疗师是否对风险和安全保护议题有充分的警觉。可以预期，父母工作者在这样的质疑下会感到焦虑或被削弱了。父母工作者对此回应的主要姿态应当是敏感、好奇、反思和探索中的一种，而不是尝试给予安慰或答案。

对于年轻人对父母的投射、父母对此的可能认同以及父母对年轻人的投射，父母工作者需要保持警觉和反思的态度。在可能的情况下，父母工作可以帮助父母区分他们自己的和孩子的情绪和焦虑，并再次构建更充分的涵容的可能性（Bion，1962a）。如果伴侣一起来参加，那么治疗师需要对可能投射或归因到缺席的父母一方的焦虑和感受保持警觉，并觉察它们可能代表的是参与治疗工作的这一方父母的内容。

父母工作的早期阶段

对所有的父母或照顾者来说，年轻人进入治疗都有可能会引起焦虑、恐惧和希望。这可能不是父母或年轻人第一次寻求或参与治疗。父母心中的核心问题（不一定会被谈论或甚至不一定是有意识的）可能是，"这会有用吗？""会不会让事情变得更糟糕？"或者"会不会做了那么多努力之后什么都没有改变？"这些焦虑、恐惧和希望提示我们，关于父母对临床机构，进而对父母工作者的移情，以及对年轻人的治疗师的移情。它们也很可能会影响父母与孩子当前的关系，以及他们对年轻人的治疗的态度。为了开始与父母（一方或双方）建立联盟并防止诉诸行动和对治疗的破坏，父母工作者需要去涵容这些焦虑与不确定。

年轻人的抑郁可能是长期的，而转介恰好发生在危机发生的时间点。严重抑郁的年轻人会给父母带来极难应对的问题：当面临自杀威胁的时候，要保持对行为问题的坚定态度就很不容易，行为问题包括与学校出勤或药物和酒精使用有关的问题，或者是维持正常的家庭界限。父母有意识或者无意识的内疚和焦虑会把情况变得更加复杂，他们可能会质疑为什么是他们的孩子病了，这是否和孩子早期生活中的事件，或是当前的压力情境（例如家庭中的疾病或父母之间的冲突），或他们自己与孩子的关系（就像安娜妈妈的案例片段中所出现的）有关系。

对于儿子或女儿进入了青少年期的父母来说，情绪上不时的共振与失调是不可避免的。父母的身份认同可能有益也可能无益，这取决于它们的性质以及父母多大程度上被它们控制（Whitefield & Midgley，2015）。父母的焦虑如果过于强烈或广泛，可能会导致他们对孩子的思考能力受到限制。这可能会损害对于合理期待的评估，并且可能会使父母的一些能力遭到扭曲，比如从青少年的角度去看待事物的能力，以及在界限和可接受的行为标准等议题上的协商能力。父母工作在一个清晰的治疗框架中提供了一种关系，通过这种关系，治疗师可以帮助父母体验对焦虑的某种情绪涵容，探讨青少年所认同的心理状态领域，并且提供对张力、困惑以及无助感的理解。这有助于在他们的内心创造一个心理空间，使他们更清晰地看到孩子，或是重新反思自己过去在青少年期的体验和当前他们内心中的青少年心理状态。正如 Green（2000）所认为的那样，"在与父母工作的初始阶段，需要进行工作的地方指向了，能够唤醒父母对孩子的情绪意识并让父母开始反思他们的关系的方向"（p.29）。

一些父母牢牢抓住与青少年期孩子的认同并且过于焦虑，他们可能会用一种阻碍孩子发展出新的身份认同和自我的方式与年轻人联结。这一过程包括了再次暴露于俄狄浦斯冲突与焦虑，也就是青少年期对俄狄浦斯冲突与焦虑的再次协商，此时是在身体和认同的性发展背景下发生的。这就需要基于同辈与同辈群体的关系空间，也需要在与父母的关系中获得情绪空间和灵活性。作为其中的一部分，青少年的行为可能会在兴奋与绝望、冲动与焦虑性僵化中突然地摆荡。在婴儿式的依赖需要，以及指向自主性增强的驱力之间，或者如果是在全能的心理状态中，则是在完全的情绪性自我效能感之间，存在复杂而多变的交互作用。这些动力对于父母来说是很难跟随并保持情绪上的反应的（或多或少）。父母伴侣之间会不可避免地发现，自己从过去对儿子或女儿的共有理解和达成一致的位置，突然转化到两极化的位置上，并处在了与之相关的父母冲突中。父母工作会谈能够很大程度上有助于涵容父母，并理解青少年期孩子的体验以及他们作为父母的体验中的动荡特质。

鉴于此，父母的焦虑很可能会升高或加强，尤其是在当前对青少年抑郁症高度关注且更广泛的社会背景下。这种不安可能已经延续了很长一段时间。父母会用不同的方式去应对这种焦虑。例如，可能包括感到被绝望压垮或淹没；不关心或明显地漠然；抑郁和内疚；被驱使着去寻求躁狂的解决方式（可能包括对寻求帮助的态度）；或感到对自己的养育能力失去信心，导致过度认同孩子的观点或心理状态。

　　所有或任何这些问题和动力都有可能出现在 STPP 父母工作的早期阶段。在早期阶段，父母工作者必须持情绪上的接受和涵容，尤其是对父母内在的强烈焦虑、恐惧、内疚和与孩子抑郁相关的幻想。年轻人对参与治疗的挣扎可能会增加父母的焦虑。不过，年轻人也可能热情地参与到治疗中，将治疗师理想化，并且因为其内在感受被如此小心与认真地关注而体验到安慰，甚至是兴奋。而这对父母来说也可能是很难面对的，他们可能会感到被孩子排斥和拒绝。在澄清工作的界限、关系以及治疗任务的过程中，最核心的可能是，收集并整理家庭和伴侣之间以及针对临床机构和 STPP 治疗的投射。父母对孩子的关心的性质，包括任何无助或否认的感觉都会开始形成。

安娜的父母：早期的父母工作会谈

　　A 女士独自参加了接下来的一次父母会谈，她解释她丈夫太忙了而没法过来。她焦虑地谈到安娜心情低落且特别易激惹，安娜忘记了开始的两次 STPP 会谈，她看起来对此非常担心：可能安娜就是不想"进入"治疗，她可能不会认真对待治疗。父母工作者提醒 A 女士，安娜已经同意继续进行治疗，但同时也提到，A 女士对于在当前情况下 STPP 是否真的能够帮到安娜，以及父母工作是否真的能帮到 A 女士和其伴侣（她补充）感到焦虑。此时，A 女士感觉得到了安慰，接着讲到她的伴侣对再次参加父母会谈感到迟疑。她觉得，可能丈夫被他对她（A 女士）的焦虑淹没了，不确定他是不是应该这样直接地讨论这个部分。A 女士更多地谈论了自己的周期性抑郁，以及在安娜出生前后所遇到的困难，那时候她感觉压力非常大，而且因为自己一个人养育孩子而感到非常沮丧。

父母工作的中间阶段

父母工作的中间阶段与专业人员在 STPP 治疗中所做的一样，为父母提供了一个稳定进入治疗的机会，在理想情况下，基于开始几次会谈，父母与父母工作者已经建立起稳固的关系。由于父母会谈（总共7次）要比年轻人的会谈少，因此对于涵盖哪些议题需要有所限制，并且要清晰地聚焦在有帮助的工作上。是否平均分配所有的会谈时间是一种个性化的选择。有些父母或父母伴侣可能会觉得在降低联系频率之前，在一段时间内保持每周或每两周进行一次的频率比较有帮助，这样可以更快地为父母工作者构建起一幅全景的图像，并使父母得以对工作人员和临床机构建立信任感。无论会谈如何分布，都会感到存在开始、中间和结束三个阶段，其中中间阶段的理想状态是更加深入地去理解最为相关的领域和感受。

在中间阶段，有益于父母工作并通常是必要的领域包括对俄狄浦斯动力的警觉，它如何在三角关系（或者更大的家庭范围，如兄弟姐妹）中呈现，以及孩子在父母伴侣心目中的定位，这也是这一阶段的特点。青少年期对关系和性的探索以及其性身份认同的发展，可能会引起父母伴侣对他们自身亲密关系和性产生疑问和焦虑。这可能会促成对伴侣关系的再加工或再协商。在有些情况下，可能会给父母伴侣带来危机。父母要忍受被排除在青少年期孩子的生活之外的感受，这种忍受能力（无论是单个或是作为伴侣）会受到严峻的考验。年轻人正在发展的雄心、新发现的性感受和冲动以及对同辈关系的投入，可能会使父母反思并重新评估他们过去的成就与选择、已经失去的可能性与渴望。这可能会导致包含哀悼的情绪性工作，或者出现某种为了躲避痛苦和回到早年生活的诉诸行动。这个过程会产生更强烈的对死亡的意识。他们也可能会带来一种重整旗鼓的态度，注意力会聚焦在什么是好的和可能的，努力让自己的成年生活做到最好。

在所有这些情境中，父母工作者要在心里记住，年轻人会把内在父母伴侣带入他们的关系当中。无论当前的外在环境发生什么，这一内在伴侣的形式和性质都是通过年轻人内心两个方面的持续动力性互动而形成的，其中一方面是他们与父母（一方或双方）的生活体验，另一方面则是他们理解、掌控和联结父母伴侣的心理现实的方式。关于俄狄浦斯议题的思考可以帮助父母认识，年轻人在掌控感受和焦虑的过程中需要进行的重要情绪工作，这些感受和焦虑与他们自身的成长潜能有关，以及在新的同辈群体的社会结构之中，与性的组合或者自己最终也成为父母的立场有关。

因此，在父母工作的中间阶段，治疗师需要增强觉察并紧密关注父母对于身为孩子父母的体验以及作为父母伴侣的体验。作为青少年期孩子的父母，他们在这个角色中的转变与限制以及他们自身在青少年期的体验很关键，同样关键的是他们与青少年期孩子的分离感。家庭和伴侣关系之间的俄狄浦斯动力会逐渐进入视野。

安娜的父母：父母工作的中间阶段

安娜的母亲 A 女士在安娜治疗的中间阶段有规律地参加了 4 次会谈，但她没办法说服她的伴侣，对他的工作做出必要的安排以便让他也参与治疗。尽管她对谈论自己抑郁的细节或深度显得有些回避，但她还是谈到了不少关于她童年的事情。她说她基本上是由比她大 10 岁的姐姐和她的父亲带大的，母亲在她很小的时候就去世了。这个姐姐就是安娜去世的姨妈，她在抚养安娜的过程中承担了很重要的责任。将这一信息告知治疗师非常有助于治疗师从专业上理解，其中所包含的代际间动力，姨妈的去世对这对母女造成的影响，安娜有时对于自己作为年幼手足的母亲角色的无意识接纳，以及安娜的继父在与安娜的关系中承担充分的父亲功能的困难。

父母工作者也反思了自己和 A 女士在文化背景上的差异。A 女士有一次谈起在她所在的文化中，扩展家庭或跨代之间共同承担抚养孩子的责任更加普遍，当时父母工作者对此表现出很大的兴趣。似乎，A 女士对文化差异的内隐许可感到安慰。她承认自己很担心一个欧裔的父母工作者可能会认为，这些现实情况本身对于安娜来说就是有问题的。在随后的讨论中，他们得以有机会去分辨哪些是安娜（以及她的母亲）所得到的有益的被照顾体验，而哪些是她们感到非常痛苦的丧失体验。

在接下来的一次会谈中，父母工作者可以与 A 女士一起思考，安娜在感到非常低落和焦虑的时候会想要和母亲一起睡，而把继父赶到其他地方睡觉的事情。他们将这一倾向与安娜所遭受的多重丧失体验联系到了一起。

父母工作的结束阶段

在所有精神分析性临床工作中，结束给患者带来的情绪体验和意义都会受到强烈的关注，而这也同样是父母工作的必要焦点。在有时限的工作如 STPP 中，结束需要得到密切的关注、照顾与体贴。父母工作者在整个工作中都要将结束放在心里，从工作的中间点就要开始具体地提及。这对于父母内在未被解决的丧失体验来说尤其重要（例如，对安娜的母亲来说就很关键）。随着父母在与父母工作者的关系中感觉到越来越安全，他们会更有能力面对痛苦的议题，如内疚和被指责的感觉。未被解决的这些与分离和丧失有关的议题，可能会在年轻人的治疗和父母工作的结束阶段形成威胁，对此父母工作者必须保持警觉。对假期以及其他治疗间隔反应的监控有助于捕捉这些议题。

　　除了整体的框架之外，每一次会谈也包含了对到达和离开、开始和结束的情绪体验。对父母工作者来说，密切地观察父母对于到达、离开和治疗间隔的情绪态度是非常重要的，它们可能与抛弃和丧失或者归属、包含及被放在心里的体验有关。理解父母如何应对间隔可以启示我们，父母与青少年期孩子的分离困难或有关分离的困难感受，可能会对工作造成干扰甚至是严重破坏。

　　在结束阶段，需要牢记的是，即将到来的不仅是父母治疗的结束，也是年轻人治疗的结束。父母可能会将它体验为治疗的圆满完成或是一种解脱。父母工作者的注意力要放在，如何让结束与父母之前的分离与丧失共振，它们现在是如何被应对和思考的，以及父母对于失去临床工作者和临床机构的焦虑。父母对于自己的情绪资源和信心，或者对于自己是否可以有效地完成接下来的任务可能会产生质疑。也可能会出现抑郁性焦虑。父母需要与父母工作者一起回顾他们所面对的情况，并且对于他们的能力和需要形成一个现实的看法。在某些情况下，这可能需要额外增加的父母工作会谈，但这并不常见。更常见的是，即使结束的过程引发了焦虑，父母也仍然感到他们在情绪上有了更好的养育能力，并且更有信心与青少年期的孩子联结。

安娜的父母：父母工作的结束阶段

　　如上文所述，随着 STPP 治疗进入结束阶段，安娜变得越来越紧张，她在学校的时候有过一次惊恐发作，这让她非常害怕自己的问题"又要回到开始时的状态了"。安娜的母亲注意到了她的这种焦虑，她询问父母工作者是否可以安排一次与临床精神科医生的咨询。在这次会谈之前，父母工作者从治疗师那里已经了解到，安娜惊恐发作的情况没有再次出现过，并且治疗师对此的理解是，这是安娜对治疗结束和"被抛弃"的恐惧的表达，就像她在姨妈和妈妈的朋友去世时所体验到的那样。在不涉及安娜的治疗内容的情况下，父母工作者帮助 A 女士就这些事件及其意义，以及惊恐发作与治疗临近结束之间的关系进行了反思。她也说明如果需要，可以安排精神科的咨询，但 A 女士决定先等一等，看看安娜后续的情况。

父母工作和治疗结束在即，父母工作者再次提出了是否可以安排安娜的继父参加会谈的问题。或许是因为这提供了一次在结束之前回顾整个过程的机会，所以他愿意尝试，也或许是因为，A 女士与父母工作者之间牢固的关系，使她用了一种可以激发信心的方式去向伴侣表达这个想法，最终他在治疗结束之前参与了两次父母会谈，也参加了治疗的最终回顾。在父母会谈中，A 女士和她的伴侣都表示他们感到很安慰，因为安娜似乎好了很多，无论是在家里还是在他们知道的同辈关系中，安娜都变得更快乐了。他们之间的交流似乎也变得更加自由，同时他们都表示，曾经很担心安娜的问题会对他们以及他们之间的关系造成影响。（这与安娜之前提到并描述的有关他们之间的关系问题相呼应。）

共同的主题、困难和变化

代际间的困难

从年轻人的问题的严重性来看，就像安娜的案例那样，在父母的个人历史或当前家庭中，丧失常常是一个重要议题。可能存在多重的剥夺和丧失，甚至是创伤性的丧失，就像我们在 IMPACT 实验中看到的那样。对于一些家庭来说，父母可能处于分居或离婚状态，或是双方之间有很大的冲突，包括家庭暴力的情况。其中很多是单亲家庭，这有时候会、有时候不会给他们和他们的青少年期孩子正面临的问题带来额外压力。在一些案例中，父母可能有严重的心理健康问题，他们可能正在接受或没有接受其他类型的服务。

也可以说，代际间的焦虑、冲突，以及丧失、错位和创伤体验在每一个家庭中都会不同程度地出现。过去的悲伤和困难丝毫没有传递下去的家庭是不存在的。例如，大屠杀的代际影响就广为人知（Karpf，1996），还有移民带来的心理后遗症（Varchevker & Mcginley，2013）。在与父母和照顾者的工作中，有必要将此牢记于心，并对这些问题对当前家庭结构、父母的困扰以及年轻人的抑郁症所造成的潜在影响保持警觉。在一些案例中，未经处理或解决的代际家庭体验，会深深地刻在治疗师与年轻人及其父母的工作中。不过，在很多临床情境中，这类的联想和动力并非那么明显或突出。通常，父母并没有在情感上与它们产生联结或看到它们，当这些清晰地出现在某一次父母会谈中时，新的觉察和想法可能既是痛苦的，又是有益的。

年轻人的治疗可能激起父母自身对青少年期的感受，父母工作者也必须对此保持警觉。很可能当年轻人好转的迹象开始出现的时候，家庭的动力会变得警觉，父母可能要更赤裸裸地面对他们自己的问题，比如与其自身的青少年期发展相关的抑郁或冲突。兄弟姐妹之间的动力也可能会有所作用：随着一个孩子的成长，另外一个孩子可能会明显变得更加脆弱。父母工作者需要帮助父母为他们或家庭中的其他成员寻找合适的帮助、支持或治疗，如果符合临床指征，就需要转介。

保持治疗的边界

考虑到对于孩子的生理和心理脆弱性，父母会不可避免地产生焦虑，以及考虑到危险的诉诸行动的风险，父母可能承受着很大的压力想要去入侵孩子的心理治疗的保密性。这对父母工作很可能会带来压力。不过，保护年轻人治疗的保密性及其所需要的空间，涵容与此相关的焦虑和挫败感是父母工作者的职责所在。

　　在很少的情况下，父母可能会将自己对孩子的困难或治疗的矛盾感受"诉诸行动"，直接或间接地采取影响治疗的行动。比如，他们可能会结束治疗，而且是基于非常充分的理由，比如，治疗没有帮助，或相反，不再需要治疗了。或者，父母也可能表现出对治疗的支持，但是却用一种会破坏它的方式与孩子讨论，从而阻碍年轻人通过治疗来帮助自己的尝试，或是破坏治疗师的工作。这些过程可能是非常微妙的，要求治疗师或父母工作者给予密切的关注。父母工作者与治疗师以及团队之间的良好沟通是必要的。在很多案例中，父母的行动可能是被他们自己的抑郁所驱动，也可能是被一种未被解决的嫉妒所驱动，他们嫉妒孩子是那个接受治疗的患者；在可能的情况下，这需要在父母工作中被谨慎地理解。

学校等外部世界的困难

　　参与治疗对年轻人产生影响的一种方式可能会导致他们在学校之类的外部世界中遇到困难。父母工作者在与年轻人的治疗师和父母的合作中需要对这些困难保持警觉。正如一般在好的临床实践中一样，与学校的联络与沟通是非常有帮助的。这些联系的一个功能就是保护年轻人的治疗。可能也会出现，家长在与学校的协商或接触中求助父母工作者的情况。父母工作者在恰当的时候也可以参与工作网络的回忆，尤其在涉及有风险的年轻人时。

治疗的脱落：对父母的启示

　　在一些个案中，年轻人可能会过早地从治疗中脱落（见第七章的"对失败与脱落的涵容"中的讨论）。发生这种情况的时候，父母与父母工作者需要一起回顾他们的工作。他们可能会决定继续追加几次会谈或者就此结束。做出什么样的决定需要根据具体个案来确定，通常临床团队内部需要进行沟通。与父母的工作很可能对他们理解孩子的抑郁、家庭动力，以及他们对于涵容有关当前养育任务的焦虑的能力产生了有益的影响。这样的持续工作可以为父母的需求与焦虑提供情绪上的涵容，并且帮助他们对孩子的抑郁及与之相关的任何风险变得更能涵容、警觉和关切。这项工作要持续多长时间也视每个个案的情况而定。保持最初达成的 STPP 时间框架是最有益的，不过，在结束之际要进行回顾，以决定是否有充分的理由增加父母工作的次数。

父母自身的需要

在一些情况下，通过评估，父母工作者可能会认为父母自身需要心理、医疗或者社会帮助（在第七章中有一个此类例子）。父母工作者有责任与父母对此进行讨论，对他们如何获得此类帮助给予建议或者直接为她转介——例如转介给全科医生、心理服务或是社会服务机构。有时候，可能他们已经获得了某种帮助，就像安娜的母亲那样，但额外的治疗（例如此前并没有提供的心理治疗）可能会变得更加关键。对于父母来说，当他们通过父母工作的体验对心理工作的性质有更多理解之后，对此可能会更乐于接受。

与被收养和被照看的孩子及其照顾者工作

与被收养或者被政府照看的抑郁且需要治疗的年轻人工作，会引起特殊的议题，即使收养是长期的。尽管从某种角度上来说，被收养和被照看是两种迥然不同的情境——被收养可能会在一个更加稳定的环境中，因而在这种情况下，多次转换就不一定是关键议题——但对于两者来说，在归属于不止一对父母、不止一个家庭的背景中，都可能会触发俄狄浦斯冲突与焦虑的再协商，及与其身份认同发展有关的问题和不确定性

（Fagan，2011；Hindle & Shulman，2008；Rustin，1999）。对于养父母或照顾者来说，理解年轻人的抑郁症和发展性困扰，会不可避免地引发对于年轻人的原生家庭及其早期经历的焦虑。这可能会引发与下列主题有关的问题，"遗传基因特质"的作用是什么，早期环境缺陷或创伤在当前的抑郁症中发挥的作用是什么——这些问题可能也存在于年轻人的内心或其无意识焦虑之中。在这种情况下，对治疗师来说，对年轻人心中的多个父母角色和家庭内的人物进行思考，并且思考他们对年轻人的身份认同发展所起到的复杂影响是非常重要的任务，与此同时，帮助养父母或照顾者对此进行思考也是父母工作者的一部分职责。

对于养父母来说，父母工作可能提供了一个宝贵的机会，帮助他们思考养育是如何帮助孩子修复或缓解早期生活中的伤害或缺陷的，同时也可以看到哪些（还）没有实现。如果父母是因为不育而收养了孩子，并且年轻人的抑郁症与他的早期经历、丧失和转换（例如在照顾系统内部）有关，那么由此产生的痛苦情绪就可能与父母发生共振（Ludlam，2008）。他们可能会在自己的体验中重现丧失和失望的感受，这些感受与他们的不育有关，也与他们所收养的孩子的早期生活经历有关，这些都在他们的保护之外。

无论是被收养的或是被住宿机构照看的年轻人，都必须考虑谁可以以一种支持年轻人治疗的有意义方式参与进来。这可能是抚养机构中的照顾者、住宿机构的重要工作人员、社会工作者、独立的探视人、住宿单位的管理者或是上述人物的某种组合。对于被照看的年轻人来说，决定谁是最适合参与工作的人选需要年轻人自己的参与。获得承担年轻人法定养育责任的社会工作者的支持也是非常重要的。

父母工作与被照顾的年轻人的治疗并行，在父母工作中决定谁应该参加，以及父母工作者应该联系谁的时候，指导原则如下：

- 法律上谁应该对年轻人负责；

- 谁对年轻人的情绪和发展上的"养育"负责；

- 年轻人对谁应该参与父母工作的倾向；

- 临床上如何支持年轻人的治疗；

- 临床上如何确保对风险的分担、理解、管理和监控。

在与抚养者工作时，要思考并讨论与他们所照顾的年轻人相关的"养育位置"上的情绪问题，这需要高度的敏感性以及对社会工作者和照顾者的责任界限的理解。被照看的年轻人可能在一个抚养机构中，也可能在寄宿地或是其他的住宿安排中。有些可能是举目无亲的避难者。原则上，英国所有被照看的孩子都应该会分配到一名社工或一名离开关怀工作者（leaving care worker）。不过，现实并非总是这样。考虑到情境的多样性，需要根据每个案例的具体情况来确定谁——如果存在任何人——可以参加与年轻人的 STPP 治疗并行的父母工作或照顾者工作。形成这一决定的讨论应该包含年轻人的观点。在工作网络中，关键在于年轻人认为谁承担了养育的功能。

这样做的目的是为了让参与父母工作的人是整个工作网络结构中某个可以关心年轻人的情绪生活、对年轻人的发展具有某种养育式的兴趣，以及具有某种权威的人。在某些情况下，恰当并有益的最终决定可能是与相关的成年人一起会面，例如社会工作者与抚养人，或者是住宿地的关键工作者和管理者。

在与抚养照顾者工作时，尤其当年轻人在一个较为稳定的地方时，需要谨慎地思考抚养照顾者在交流中的情感同意程度，这需要考虑到抚养照顾者对自身的情绪生活和家庭历史中可以接纳或承受部分的兴趣水平。已有的经验提示我们，在与抚养照顾者的工作中，这一领域的确具有极高的多样性。对于情感同意程度的探索需要很高的敏感性。在儿童心理治疗及其他领域中，也有相当多的个案研究表明，被照看的年轻人的内在世界与客体关系如何能塑造工作网络中的关系结构（Emanuel，Miller，& Rustin，2002；Sprince，2008）。这可能会是一种沟通性功能，但也会严重扭曲关系和功能。除了其他的个体照顾工作以外，在当地政府工作网络中承担"合作性父母"（Briggs，2012，p.5）功能的人，可能有时需要得到父母工作者或照顾者工作者的关注。

在指定的7次会谈中，与照顾者或工作网络的工作安排可能会有很多不同形式：与抚养照顾者进行一对一的"养育照顾者"会谈，加上（如果需要）与年轻人的社工和抚养照顾者的督导社工或支持工作者进行的电话或邮件沟通；与抚养照顾者和社工或家庭安置工作者的咨询会谈；与社工和寄宿单位管理者或关键工作者的咨询会谈；与社工、抚养照顾者、单位管理者或关键工作者，以及学校的特殊教育需求协调人进行咨询会谈；没有正式的咨询或会谈，但偶尔进行回顾会议，可以包含年轻人和上述任何成年人，这取决于临床需要以及年轻人的倾向；或者如果年轻人的年龄大到足以自己做决定，那么只要他们希望就可以不参与工作网络。

与一位被照看的青少年期男孩的 STPP 工作

下面的片段展示了对一位被照看的16岁男孩丹尼的STPP治疗，以及在与他的照顾者和工作网络进行的并行工作中所体现出来的以上某些工作思路。

由于丹尼的亲生父母在早年生活中对他的长期忽视和情感上的缺席，丹尼在6岁时就被送到当地政府机构抚养。他的父母都患有抑郁症且酒精成瘾，他的家庭也发生过家庭暴力事件。有证据表明，丹尼曾经处于无人监护的情况下长达数个小时。刚来到照护中心的时候，丹尼表现出很高的焦虑、极易激惹，并且情绪承受力很差。在经历了几次短期的抚养照顾安置之后，丹尼被送到了一个抚养家庭，这里成了他的长期安置地。尽管这些年来，无论是在家里还是学校，丹尼都出现了很多困难，但这个安置地还是保持下来了。

丹尼是在16岁的时候被转介到STPP的。他仍住在指定的抚养安置地，尽管已经出现了相当大的压力。那时是他初中的最后一年，实际上在整个初中阶段，他在应对学业要求、同辈关系以及行为上都面临着巨大的挑战。在过去的12个月中，丹尼对同辈的攻击以及偶尔的暴力行为越来越频繁。当丹尼的女朋友和他分手之后，他的情绪恶化了，并开始谈及伤害自己的想法。丹尼的社工将他转介到服务机构，在那里做了STPP评估并接受治疗。同时，也为他的养父母提供了支持性的父母会谈。

在28次会谈期间，发生了很多对于丹尼来说非常重要的生活事件。除了中学时代的结束，进入大学带来的转换，以及意外地失去女朋友之外，丹尼的长期抚养安置地也出了问题。丹尼的慢性问题特点带来了攻击性和谎言，并给养父母带来了绝望。对丹尼来说，失去抚养安置地以及被他视为家人的照顾者是一个痛苦的打击。这最终使他搬到一处共享的、支持性的半独立居住单元。

在经历这些困难事件的过程中，虽然出现了一些突然的间隔，但总体来说，丹尼对STPP的出勤情况还是很好的。在工作中，丹尼早期体验中的被忽视、不确定、恐惧以及缺席的父母客体对他的发展所造成的深刻影响变得越来越清晰。这剥夺了他形成关于他是谁的稳固自我意识以及稳健内在客体的机会，而这些才能够帮助他应对丧失、变化以及发展上的转变。这又反过来使他有时候无法认同并利用周围对他感兴趣的成年人所提供的东西。多年以来，为了应对他的焦虑、困惑和恐惧，丹尼发展出一个攻击性的外壳，当他感到身份认同和精神世界的生存被威胁到的时候,这副外壳就会随时展现出来。这不可避免地导致他与他人之间的很多冲突,同时也与丹尼内心被迫害的状态有关。另外一个更复杂的缺陷是,丹尼很难将情绪体验象征化及转化为语言表达。

在 STPP 治疗中,丹尼怀疑他人并且通过否认、回避以及敌意来应对痛苦的倾向,都生动地展现在移情之中。治疗情境有效地对此进行抱持,一些工作以某种形式将他绝望的忧郁与委屈同他与亲生父母的早期体验联系起来。丹尼防御性地使用攻击性来保护自己,以免受到预料中无法承受的情绪痛苦和焦虑,这种方式被观察、确认、讨论并不时地在移情中被解释。由于丹尼常常在治疗室中出现高度的焦虑和攻击冲动,治疗师更有必要抱持这些被投射的状态并给予反馈。另一个可能可以进行工作的领域是,尝试在丹尼当前的丧失所引起的原始感受和他早年生活中的体验之间建立联系。

另外一位临床同事与丹尼的工作网络中的人进行了独立而并行的工作,这大大地助益于丹尼的治疗的维持。丹尼的工作网络包括他的抚养照顾者、社工以及后来丹尼搬入的半独立居住单元的管理者。这些会谈的氛围是咨询性和合作性的。在丹尼的生活中发生这么多事件的情况下,这些工作支持了丹尼参与治疗并且帮助他在持续的 STPP 治疗中"看到了重点"。这些咨询会谈使丹尼周围的这个小型工作网络中的成年人,对丹尼形成了一致理解,并支持了在采取行动之前先进行集体思考的原则。不过,对于养父母来说,父母会谈的特殊功能还在于帮助他们承受丹尼的行为对他们带来的压力,以及他的搬走给他们带来的后续压力。

考虑到丹尼的现实生活经历,无论是过去还是当前,很重要的一点是，要注意，不能指望他的 STPP 治疗能够修通所有的丧失，以及其经历中的缺陷所带来的后果，或是希望治疗能够整合其人格中相当困扰的不同部分，更不能将此作为治疗的目标。不过，丹尼作为一个被照看的年轻人，他的这个处境激发了紧张的急性危机，在其青少年期发展危机的背景下，可以做的是某种程度上去涵容与他当前情况相关的直接焦虑；某种程度上去关注他对于将变成什么样的人的深层恐惧（他很焦虑，不想重复自己的家庭历史）；以及某种程度上去觉察他抑郁的现实，以及抑郁与他的攻击性风格和爆发之间的关系。由于丹尼的治疗恰好与计划中的转变与计划外的分离同时发生，因此提供了一个机会，可以帮助他渡过发展危机，并开始理解他对自己的糟糕感受（尽管是有局限的）。

就像丹尼一样，在年轻人被照看的情况下，有很多议题需要解决，例如，谁应该参与父母工作会谈、父母工作者应该与谁联络，以及一个既不是亲生又不是收养人的照顾者可以承担什么样的工作。在丹尼的照顾者的案例中，他们已经把丹尼带回家很长一段时间了，显然首先要做的重要工作是，帮助他们应对沮丧和焦虑的感受，这些都是丹尼的行为所导致的，而随后要处理的是痛苦的感受，这是安置地崩溃所致。在整个过程中，与负责的社工保持联系也是非常重要的。

第 六 章

短程精神分析心理治疗的督导

督导是精神分析心理治疗的关键组成部分，也是 STPP 的关键部分。它支持心理治疗师发展对患者的理解，注重技术性议题，并提供了对反移情的困难之处进行加工的空间。督导师往往是富有经验的资深同事，其工作旨在协助被督导者进行思考。督导师对治疗师及患者的尊重是督导关系的关键，也是发展和保持督导师与被督导者相互信任的基础。

STPP 的精神分析督导目标就像长程精神分析心理治疗一样，通过在安全而可信赖的设置下提供定期会谈的机会，让治疗师讨论和理解患者所带来的临床材料，协助治疗师保持其非指导性的、观察的、询问的立场。督导是督导师与被督导者双方的一致承诺，并有赖于适当的准备，即治疗师的治疗记录（"过程笔记"或曰"过程记录"）。在督导会谈中，治疗记录将被仔细地加以检视，此外，还应关注到治疗师对患者的反移情反应。

精神分析督导的原则与目标

在精神分析心理治疗中，督导拥有特别的位置和重要性，因为这种重要性与理解无意识过程及动力有关。其目的是为了理解患者的表达和无意识交流，以及潜藏于呈现出来的材料下的心理过程。因而，这项工作的目标是涵容、确认和分析内部的情感体验，并将之与当下的临床情境联系起来。这既包括意识层面的工作，也包括情感层面的工作，整合治疗师和督导师的情感与思考。本质而言，这是两位专业工作者的合作，其双重目标是理解患者的交流与内在世界的复杂性，与此同时还要支持被督导者的专业发展。

督导师提供了值得信赖的框架，使案例材料得以在此被探索。它的起点是观察与密切关注，以阐明患者材料中所显露的焦虑和防御，以及治疗师的反应。例如，治疗师的困惑、担心甚至无力感都需要在督导师的心中找到安放之所。提供一个空间用好奇的方式接近临床材料也是至关重要的。它鲜活地反映出患者与治疗师之间的关系，以及治疗师与督导师之间的关系，并将关注点聚焦在两者可能的交互影响上。

因此，督导的立场旨在聚合以下特质：

- 一种严肃的专业氛围；

- 一种协助性的倾听态度，是非评判性的、思考的和接纳的，这使治疗师能够涵容、确认和分析其自身与临床情境有关的体验，发展出自主感和"内在的督导"；

- 一种合作的方式——督导师不是治疗师的治疗师，而是资深的同事；

- 体验的价值——尽管督导师最好不要以说教的口吻行事，但可以提及自己曾经治疗过的类似案例，以便阐明某个技术，这在治疗师感觉困难的案例或被督导师的检视所指责的时候尤其有帮助（在督导中看到自己在治疗中"漏掉了"什么，可能是非常尴尬的）；

- 一种非直接的技术——通过均匀地注意到治疗师交流的所有方面，并非仅仅是写好的过程材料，而是所有呈现出来的东西，使治疗时段的整个过程展露出来；

- 尊重治疗师和患者双方呈现出来的材料——这包括治疗师对患者的情感反应，这方面尤其需要给予重视；

- 反思——重点是理解而非作为，扩展治疗师的资源范围，以供在患者的后续治疗中加以利用；

- 保密——临床材料、被督导者的解释、督导中进一步的评论等都被视为督导关系中的私密信息。

督导师应避免评论治疗师自身的情感困境，这样做有时会令人感觉有侵入性，督导师不应该鼓励治疗师的退行。如果治疗师自身的困难看起来干扰了治疗工作，那么督导师可以给予评论，并帮助治疗师在个人分析或自我分析中采取必要的行动。督导师的焦点应集中在帮助治疗师理解患者的材料，搞清患者的个人史，当下的表达，以及治疗师对患者的反应上。讨论治疗师的情感反应是否或在多大程度上"属于"患者（即反移情的反应），多大程度上"属于"治疗师自身，这是督导自始至终应有的一项特质。

关于成人精神分析心理治疗督导的文献很多，但对儿童心理治疗督导的关注度还相对欠缺。一本可资借鉴的入门书籍是由 Martindale、Cid Rodriguez、Morner 和 Vidit（1997）编辑的，其中 Sedlak（1997）的一章对探讨联结个案、被督导者与督导师之间的情感动力尤其有助益。更广义的督导文献中的一些概念被用于当今的实践之中（Napier，2015）——例如，被督导者与督导师之间的关系镜映了患者与治疗师之间关系的观点——但总体而言，这些并未详见于儿童心理治疗的文献中。然而大多数儿童心理治疗师在回顾他们所接受的训练时，都非常看重督导的体验，这不得不说是很令人惊讶的。但也有数量有限的文章涉及督导的领域，尤其是其中包括了一些与有时限工作的要求有关的文献。

Harris（1997）总结的督导方法如下：

（它）致力于指导学生，能够日益增长地注意细致入微地观察自己与正在研究的个体之间的互动细节……（它）试图增进学生耐受不确定性的能力、涵容的能力、思考的能力、运用其反

移情的能力，从而变得对情感以及认知交流都更为敏感。（p.21）

在《帮助与激励》（*Enabling and Inspiring*；Harris，Williams，Rhode，Rustin，& Williams，2012）一书中，有很多来自世界各地的文章探讨了 Harris 的教学方法，特别是她个人的督导风格。在 Harris 的督导中会一再重复相关议题，包括婴儿观察的背景，母性涵容概念的重要性以及她对人类发展潜能的浓厚兴趣所表现的方式。正如上文所述，关注患者以及被督导者双方的发展这一双重焦点，在多重因素的回归中被推演为核心特质。区分个人分析与督导目标的不同是精神分析训练与督导的独特之处，这一而再、再而三地出现在文献中。

在《儿童青少年心理治疗手册》（*Handbook of Child & Adolescent Psychotherapy*，Lanyado & Horne，2009）一书中，没有一章专门关于督导，但在与住院患者的工作（Flynn，2009）、性侵个案（Horne，2009）以及创伤（Lanyado，2009）这几章里都提到了督导的重要功能。这些议题当然都具有特别强烈的临床冲击力，也是最有可能发生专业工作者见诸行动的领域，因为其投射的强度与扰动的性质特别需要涵容。Trowell（1977）的工作注意到这对儿童性侵个案的系统性影响，这一议题在之后 Rustin（2005）描述维多利亚·克里姆别个案的文章中也有所讨论。事实上，也许有更多文章提及了精神分析模式的督导，既分析了与儿童和家庭工作中的特殊限制，也描述了发展的可能性，只是没有这个意义上的临床督导而已（Rustin & Bradley，2008）。

在《儿童心理治疗杂志》上发表了一篇研究资深治疗师合作性督导项目的文章（Rustin，2010）。最初计划的是调查一组同事对提供督导的体验，他们承担了不同形式的督导任务，不可避免地有部分重叠的特质。其中特别有收获的概念包括：督导师对被督导者负责、对患者负责，与临床工作的利益之间的潜在冲突；婴儿化治疗师的风险；保密的议题；以及仁慈为怀的重要性。尽管患者要求保密的权利是毫无疑问的，但督导师也负有管理和在专业上指导被督导者发展的责任。这两种责任之间的平衡不易掌握。督导关系中信任高于一切的重要性是不证自明的，这是因为为了学习，我们必须先忍受自己的无知与失败，然而这一宝贵品质并非是易于获得或保持。这篇文章也探讨了督导设置中有哪些方面可能出问题。督导师与被督导者的不匹配，或这二者之一与所讨论的患者之间的不匹配，都的确也时有发生。另一篇文章提供了与不匹配问题形成鲜明对照又非常有趣的例子，当中描述了督导师、被督导者与患者之间的一种良性的、非常有创造力的联结。这篇文章讲述的是对一个小男孩的密集治疗（Rustin，1998b），其中提到了督导师对临床情境的情感反应（反移情的再迁移）。在小患者伯纳德的游戏中，他让乐高妈妈在坍塌的乐高房顶上反复大叫着"别担心！"

> 乐高爸爸出现了，但看起来好像被否认的氛围吓呆了：这个过程中伯纳德让他一直在睡觉。在督导中，我感觉我必须肩负像父亲一样的功能，必须看到马上有人非常担忧才对。当（治疗师）争辩道爸爸受伤了，很显然必须得送他进医院时，伯纳德松了一口气。在那一刻，（治疗师）拒绝被转变故事线索所欺骗，这复活了伯纳德与治疗师的独立功能的接触。（Rustin，1998b，p.443）

这是督导会谈在治疗中的呈现，与父母的会面非常有必要并且有帮助，这让他们的焦虑也平息了下来。

为督导师提供督导的小组得出的自我定义很适合总结本章想要描述的重点，即临床督导当中的合作：

> 我们不是在这里对临床材料提供（比督导师实际提供的）更好的评论，而是研究督导过程，确认体现在督导关系中的主要焦虑和防御。（Rustin，2010，p.6）

只有少量文章是关于有时限心理治疗的督导，以及与抑郁青少年工作特别相关。其中最早的一篇（Emanuel，Miller，& Rustin，2002）谈到，与6—14岁被性侵少女工作的督导。这些个案是在一项研究的背景下被治疗的，他们非常一致地具有孩子与家庭都高度受到扰动的特点。这篇文章讨论了与这一类来访者群体进行工作的特殊技术问题（"象征的湮灭"p.592），以及有时限的工作对治疗师与患者的影响。对于和这样深受困扰的孩子工作的治疗师而言，有时限的压力是非常痛苦的。督导师需要将治疗是有价值的希望与治疗能够达成什么的现实结合在一起。

《童年期抑郁》（*Children Depression*，Trowell & Miles，2011）一书描述了欧洲对抑郁青少年的研究（Trowell et al.，2007），其中有三章的内容与STPP特别相关。Miles（2011）也描述在与这类重度抑郁青少年及其父母工作时，遭遇到了严重的焦虑与强大的投射。因而接受督导对于让重压之下的治疗师保持思考能力是至关重要的。Rhode（2011）注意到很多家庭中跨代际的丧失与创伤的特殊影响，他认为这种个案会激起特殊的移情，即祖父母的支持性角色：

> 通常认为督导提供了一种三角关系与额外的视角，在探讨儿童困境这样一个任务中，督导师的角色就是一个支持治疗师的伙伴……此外，督导师也可能被看作是扮演了支持性的祖父母角色……这在跨代际议题非常突出的家庭中是一个非常重要的角色。（Rhode，2011，p.135）

Hall（2011）展示了一个个案研究，她呈现的临床材料以及对督导详尽阐述创造了对理解的新高度。这对精神分析督导所期望达成的目标是非常好的记录。她记述了在与Anne Alvarez的督导中，她"强调对负性投射的抱持，并关注患者的自主感，这方面内容出现在患者的交流以及特别重要的行为当中"（p.75）。

STPP 的督导：框架与过程

用于督导的房间需要安静、私密，并且尽可能不被打扰。为了保持设置相同，不让其成为分散注意力的来源，最好每次督导都能安排在同一个房间。督导的"时间段"就像治疗的时间段一样，其长度是事先商定的，要按时开始、按时结束。督导师与被督导者还应为督导的暂停做好准备，双方都要提前告知。一开始，督导的协商氛围往往涉及更简短、更私人化的交流，这会让双方的关注点从其他日常的压力转换到临床和专业情境中来。

在学习如何提供 STPP 治疗的过程中，两周一次的个案督导是最为理想的。更有经验的治疗师可能会感觉，每月一次的督导就可以在现实框架下满足他们的需要。如果最实际的工作方式是小组督导，那就需要 90 分钟的时长来充分地讨论两个个案。每位治疗师在小组中读出一两次会谈的过程记录，以供小组讨论。治疗师们应写出需要督导的那几次治疗的详细过程记录，如有可能，则简述两次督导之间的那几次治疗过程。过程记录应尽可能地复述治疗的整个时段。同时治疗师要生动地表达自己的个案，这一点十分关键，可以帮助治疗师加工与患者工作中的移情和反移情，之后这一过程才可能在督导中被继续加工（Creaser，2015）。

督导师负责启发被督导者对精神分析个案概念化的关注，并持续地思考。督导师还应经常性地关注并讨论危险议题。第一次督导会面是介绍性的会面，可能涵盖了以下内容：

- 督导安排：日期、时段及其他；
- 建立督导小组的模式：根据时间框架，每次安排一两个被督导者报告个案，但要有时间让其他治疗师谈论危机状况或他们的担心；
- 概述对过程记录的要求；

● 对危险的职责划分。

在接下来的督导过程中，治疗师读出自己的过程记录或需要督导师和督导小组思考的其他记录；由督导师来决定是首先将全部过程记录一次读完，还是可以中途打断以澄清疑问或详细讨论出现的某个点。如何处理临床材料其实并不存在最好的方式，因为这可能因个案以及具体的督导师和被督导者的不同而不同。督导师和督导小组的评论都将基于治疗的过程材料、材料所能激起督导师和其他被督导者的反应，以及治疗师在反思过程中提供的额外信息。

督导小组的任务之一就是，针对青少年抑郁的本质和其他困难逐渐发展出精神分析式的理解。个案概念化的最初尝试通常是在第三或第四次督导时做出的，之后在个案治疗的全部进程中不断地加以修正。

督导师有责任确保严肃反思的督导氛围。如果督导是以小组形式进行的，那么很重要的是治疗师可以感觉到探讨自己的工作和焦虑是安全的。培养小组的风格，表达对治疗师的工作及其脆弱性的尊重。鼓励小组对材料的反思与考量，邀请其他组员谈论自己的看法。

督导安娜的治疗师

第四章所呈现的安娜的个案研究让人注意到督导小组中讨论到的一些议题，也许在该个案发展变化的进程中，将督导的角色串联起来会有所启发。

> 一开始治疗师就表达了自己的疑惑，安娜是否会继续来治疗呢？因为她很担心在与安娜及其母亲进行初次会面时的那种过分顺从的氛围。困扰安娜的那些未经处理的感觉似乎不见了。事实上，第一次治疗就被安娜在最后一

刻发短信取消了，督导小组注意到了，这个行为生动地表征了安娜的矛盾感受，治疗既被"遗忘"，同时也被记住了。安娜在后面出席了的治疗中，有大量的说辞倾泻而出，对此治疗师感觉实在太多，以至于都无法思考了。这些压力也提示治疗师，安娜有严重的头痛症状，这一切带来的想法是，安娜躯体化自己的焦虑以及感觉太满了的体验，她痛苦地向家人敞开了自己，满载着家人的种种投射。她感觉自己必须为他人涵容这么多的基础是什么呢？很快，当她说到自己想成为学校里的一名导师，要求更改治疗时间以便她做这件事时，以上问题的答案就浮现出来了。她过快地变成了为脆弱的他人提供帮助的那个人，这似乎可以与有一位治疗师在帮助自己的竞争性反应相互联系起来。她更愿意当帮助者而非接受者。

　　督导小组常常注意到有东西在阻碍治疗师使用自己的心智，例如她感觉无法描述安娜的长相。在早期治疗阶段里，接连的攻击令小组感到警觉。然而到了治疗的中间阶段，安娜的信任感有了显著增长，治疗师的信心亦然。安娜的内在父母形象变得更为鲜明了：她的母亲降级为姐妹；挚爱的姨妈是"第二位母亲"，却在她青春期来临之际过世了；父亲从未谋面；继父被排斥，也只有这样安娜才能维持一种母女二人亲密感的意象，却模糊了代际的差别。治疗师在督导中谈到自己的担心，其结果就是在解释安娜对父母二人的无意识攻击时踌躇不前。小组对安娜与母性形象根深蒂固的竞争有了清晰的认识，这为治疗师提供了支持，支撑着她鼓足勇气去面质这个议题。在与安娜谈及是否能够意识到她们的工作只有在二人合作的情况下才能完成的问题时，治疗师得以直接利用督导小组所分享的想法。

　　结束阶段正好临近安娜的结业考试，出现了戏剧性的崩溃，令人回想起之前安娜"融化掉了"的说法。治疗师感觉焦虑、内疚，质问自己这次崩溃是否预示了有时限治疗的不足之处。督导小组帮助治疗师稳定下来，并产生这样的想法，即结束并非不成熟，它可能是一种全新的体验，从而不同于安娜生命中那些突然的丧失。饶有趣味的是，大家意识到患者对考试失败的担心回应了治疗师对治疗失败的担心。治疗师认同了安娜"自己能处理哪些事情"的焦虑，有了这一洞见之后，治疗师得以放下自己的脆弱之处。在治疗的最后阶段，第一次听到安娜的生活中出现了一个男孩的消息，这令人惊喜，这显示出，对于更为正常的青少年所关心的事，安娜敞开了大门，同时也显示了崭新的二人关系在安娜的心中萌生。

危机应对

　　督导师常常是尽管并非总是更广泛的多学科临床团队中的一员，将督导师看作是个案工作团队的辅助成员也非常有帮助。鉴于危机处理在整个治疗服务过程中的优先原则，督导师与危机处理相关的角色也需要好好地定义。在最初的督导中应讨论到什么样的行为是有意自伤或作为自杀的证据，而这又应如何纳入多学科治疗师团队应对危机的策略当中。还应布置好就重大危机通知同事的相关安排，并澄清治疗师、督导师、负责个案的资深临床工作者各自的责任。

　　治疗师负有首要责任来通知诊所的精神病学家，以及其他负责协调临床危机事务的多学科同事。对于年龄更小的青少年而言，与父母的工作者进行协商最为重要。如果治疗师感觉有必要紧急求援，来理解患者的临床情境，处理与团队的关系，或者处理需要做些什么的不同意见，他也可以在督导间期与督导师协商。

　　在督导中，焦点应集中在危险行为或潜在行为的心理动力之重要性方面，以及这如何与移情的情境相关。

STPP 督导的管理问题

管理小组中的督导关系，需要保持对小组成员及其个案的平等关注。这就需要建立一个报告个案的轮值表，或者在每一次督导中平等地分配时间给每一个个案报告，尽管时不时的紧急情况或压力事件也许会占用更多时间。还有一些个案困难更大一些，或者出现的危机更多一些，不可避免地会比严格平等地分配督导时间占用更多的时间。这些因素都应公开地加以讨论。

督导中也可能出现问题，比如被督导者经常缺席或严重迟到，或者其他坚守框架方面的困难，例如一再报告缺乏适当细节的过程记录。督导师应婉转但坚定地触及这些议题，探讨是否是治疗中的平行过程的因素引起了这些现象（参见下文的讨论）。这些小错误往往是某些待理解之处的指征。

支持治疗师处理反移情

正如上文所述，支持治疗师探索他对患者的反移情反应之所以必要，是因为这是所有精神分析督导的一项特质。当理解和耐受反移情出现困难时，这也许就显得更为紧迫，正如下面这个治疗片段所显示的。

"史蒂夫"是个酷酷的大男孩，之前有过长期接受专业帮助的经验，一位戒毒专家帮助他戒除很重的毒瘾，还有学校里的心理咨询，这些都导致他的治疗师非常不自信。她发觉很难相信自己能帮到这个显然老于世故的男孩，她还发现自己问了太多问题并提供了一些"合理"的建议，而非探索他所说的东西背后的移情隐喻。这部分源于她缺乏跟受困青少年工作的经验，她觉得自己跟更小的孩子工作会更自在一些。

当他说到自己总是很愤怒时，治疗师意识到自己感觉很害怕。他"知道"自己才是父母经常吵架的原因，"控制不住"地制造麻烦、打架斗殴。他确证自己的攻击性力量与频繁的性交故事相互印证着，这也深深地扰动了治疗师。他15岁，却提到去年就让女友怀孕了，之后又与她的闺蜜睡觉，好让"自己感觉糟糕"。

在一次早期治疗结束之际，史蒂夫说："我最担心的一件事就是被无视，因为我已经习惯了引人注目。"治疗师感觉无法点出在治疗结束时的这个交流有多么重要。在督导中，小组成员谈及他激起治疗师恐惧的程度是怎样的：她能禁得起他攻击性的性关系和占有欲的压力吗？如果她试着将这种激情聚拢在移情关系当中会发生什么呢？她感觉自己有足够的力量来应对这一切吗？

史蒂夫继续保护着治疗师，他的开场白是"你还好吧？"，他还会打开治疗室的房门说"您先请"。她很难抓住潜藏在他照顾她的需要之下的焦虑。这也影响到她反馈令人警觉的材料的能力，史蒂夫告诉她，他的一个朋友刚刚自杀了，方法是撞火车。史蒂夫不敢相信朋友已经死了：他总是那个逗大伙儿开心的人。史蒂夫继续生气勃勃地聊着，解释说自己知道朋友们不喜欢他抑郁的一面，并好奇他是否也会被怀念，就像已经死去的朋友被怀念那般。

面对治疗师无法应对问题这一困难，显然督导师越来越担心了，这一定是将事情的严重性有多远就推多远的指征，都到了治疗室无法涵容的程度了。看起来特别有问题之处在于这样一个空间的缺失，即在面对史蒂夫处于躁狂状态的心智表达时，治疗师无法意识到自己担心、愤怒甚至时而惊恐的感受。

感觉被这个男孩骗了的体验开始在治疗师的内心渐渐地成

形，当他夸张地谈到自己获得的各种诊断，并宣布自己如何对治
疗师给出的建议"感兴趣"的时候，其实他是在将不适之处推出
自己的心智之外。治疗师此时感觉更为坚定了。看到他双膝微
颤，她谈及他的不适和焦虑，此时治疗室内一片静谧。史蒂夫答
道："我不擅长沉默，这就是为什么我总是得听音乐或者看电视。
沉默让我感觉孤独、空虚。"这样的严酷粗粝现在似乎更能被忍
受，尽管对于双方而言看到他深陷麻烦是多么的痛苦。

督导的平行过程

反移情的另一有趣之处在于，督导师对被督导者使用督导关系的反
应程度。例如，督导师有时可能会感觉无聊、被激惹或者焦虑，或与此相
反，他们可能会因自己的洞见看上去多么令人兴奋而得意忘形。Brenman
Pick（未发表的文章，2012）曾记录下对自己在督导中的反应之观察，包
括对反移情的修通，释放出迄今为止临床材料中的潜藏之处，以及患者的
困难之处。以独特的方式将这样的现象理论化，即我们常说的治疗师与督
导师或督导小组之间的"镜映"，平行地反映了治疗师与患者之间的动力。
这可以警示督导双方或督导小组，个案的无意识动力正在上演。当这一点
被建设性地解释时，就能帮助治疗师理解临床材料并有能力处理它们。在
小组（而非一对一的）督导中，督导师还应意识到小组的过程，这也可能
上演一些平行过程，不同组员会触及患者内心世界的不同部分。

在用 STPP 治疗童年期抑郁症的研究中，Rhode（2011）在反思督导
的体会时（Trowell et al.，2007）认为，这种平行过程可能在与患有重度抑
郁症的儿童或青少年工作时表现得特别强烈，由于他们都有代际间的丧
失体验，使用有时限的治疗模式会带来强烈的丧失感。她举例说明了治疗
师与督导师在反移情中都体会到对抑郁症患者治疗不足的感觉。

一位治疗师反复说，她感觉治疗是多么不够，她又是多么确定自己的工作没做好……不久，我开始强烈地感觉到，我尽可能想要帮助她的努力是无法成功的，我的建议都令人费解——事实上，我的工作也没做好。这些感觉是如此强烈与悲伤，以至于我花了好几个星期才能看到，它们是对患者自身淹没性的不适感的反应，它由患者传递给治疗师，再由治疗师传递给了我。(Rhode，2011，p.135)。

这样的镜映也在以下的治疗片段中有所呈现。

STPP 的第 5 次会谈被呈现给 STPP 督导小组，患者"米莉"呈现的症状是抑郁，伴有严重且持续不断的割破皮肤的可见性自伤。毫不奇怪，这激起了专业系统相当多的关注，包括多学科团队以及当地的危机部门。她的父母也对女儿极度焦虑。米莉可以告诉治疗师一些自己体验到的、与身体有关的情绪冲突，以及深深的困扰。在初次会谈中，转瞬即逝的分享和接纳性想法培育了可能被涵容的萌芽，米莉确认了治疗师可以跟她站在一起，探索自己绝望的内心状态。

在第 5 次会谈中，米莉大胆谈到自己在上次会谈之后如何割伤了身体，又如何去参加一个狂欢豪饮，让自己暴露在被欺负、被攻击的脆弱情境之下。在督导时，米莉的治疗师对这次会谈似乎比之前说的多得多，对此督导师感到震惊。米莉的治疗师很反常地给出了非常直接的说法，告诉患者她做的事非常危险、没有头脑，并指出她激发了父母的担忧。这并非治疗师的风格，也非常令人震惊，而且超越了精神分析的框架。在聆听治疗师读出临床过程的记录时，督导师意识到自己越来越对治疗师感觉愤怒，"她为什么不再是惯常的那个善于思考的治疗师了呢？"督导师想要打断米莉的治疗师读出这次会谈的细节，问她为什么如此对患者说话，为什么意识不到且无法使用自己在治疗中的反移情。然而她并没有打断治疗师，因为这不是她的一贯作风，而是思索自己作为督导师，如何才能创造出思考的空间，去理解治疗师反常的、评判规范患者的方式。

治疗记录一读完，就有组员友善地评论米莉的治疗师在这次会谈中过于活跃，这使得小组讨论非常有建设性。治疗师意识到了这一点，并坦承自己也非常受挫。督导的讨论进展到，去思考治疗师是如何已经意识到自己将焦虑推回给了患者。之后有的组员的评论就不是很委婉，并且很可能激发了治疗师的内疚。督导师看到了平行过程在小组中的发展，这很值得思考，也反映出她自己在聆听治疗记录时的情感反应。小组愤怒与内疚的动力似乎镜映了米莉的无意识体验，以及她是如何将恐惧与愤怒推到周围所有的大人身上的。探索此动力对于思考米莉撩拨而又绝望的交流可能具有的含义与潜在动力非常有帮助。

父母工作的督导

我们提议，针对 STPP 父母工作的临床讨论是良好临床管理的一部分，围绕患者及其家庭展开。正如针对心理治疗的督导一样，针对父母工作的个案督导或小组讨论提供了一个空间，让临床工作者获得了第三块舞台去思考问题。

在诊所内部，青少年的治疗师与父母的工作者可以选择详细讨论各自与这个家庭的工作领域，也可以决定在临床上最好不要交流太多信息或相关思考，因为这样可能超出了良好个案管理所要求的限度。无论他们的选择如何，分开的父母工作督导很可能价值非凡。明显的好处之一或者像某些人所说的关键特点，就是父母工作的督导可以提供这样一位同事，他不直接参与患者或其家庭的治疗，可以带着清晰的头脑看待临床情境和治疗材料。这一三角化（从整体上思考督导的另一个核心概念）带来探索父母工作本身的自由度，而非作为青少年治疗的二手附庸。更狭义地涉及与危机相关的议题时，督导可以成为一个论坛，在这儿思考危机行为的动力（这会特别给父母带来压力），并仔细考量是否需要采取任何行动。有助于避免过早地做出决定与行动。

STPP 父母工作的督导需要反映出这是精神分析模式的治疗，督导师应接受过精神分析原则与概念框架的高阶训练，并具有非常丰富的相关临床经验。这种督导结构不可避免地会受到当地临床与服务的可能性与局限性的影响，因此会呈现出不同的形式：

- 对父母工作的定期个体督导，或者只针对这项工作本身，或者作为一个临床工作者个案总量的常规督导的一部分；
- 与同事之间的同侪督导（一对一或者小组），他们也应从事精神分析式的父母工作，或者只专注于 STPP 模式，或者作为普适性的个案总量的一部分；
- 与受过精神分析训练的心理治疗师的一次性会谈，在有需要的时候，于此基础上进行；
- 讨论小组的模式，一组临床工作者（往往是多取向的）承诺定期会面，小组的协助者应具有这一工作领域的精神分析经验。

在讨论小组模式中，组员轮流报告个案的详细材料，以备集思广益与讨论。除了思考临床材料之外，讨论常常会关注治疗框架、治疗师的角色、工作的整体情境等（Rustin & Bradley，2008）。

总体而言，我们饶有趣味地注意到，在 IMPACT 实验中，尽管很多治疗师之前已经富有临床经验，却都谈及提供督导的重要性。这可能部分源于参与研究自然而然带来的焦虑，以及因不熟悉 STPP 模式的某些方面所带来的不确定性。然而这也似乎与面对重度抑郁症所带来的巨大焦虑有很大关系，还有坚守思考式的临床立场以及随之而来的约束、抵御通过各种行动来释放焦虑的诱惑等。

第 七 章

短程精神分析心理治疗的临床应用

精神科议题与危机管理

自残与自杀意念

STPP 的危机议题，与治疗患有重度抑郁症的青少年的其他模式一样，常常聚焦在故意自残，如割伤自己；对自杀意念的表达；以及真正的自杀尝试。正如第三章所讨论到的那样，在治疗抑郁青少年过程中遇到的危机议题上，治疗师要与不同取向的同事（包括儿童精神病学家）保持清晰的沟通渠道，他也必须向患者解释清楚在涉及危机的时候保密性有例外情况，包括必要时会通知父母。督导对于帮助治疗师思考所有类似举动的指征非常关键。例如，如果父母需要被告知危机的等级，那么治疗师需要在督导中思考，如何做才能不损害青少年与治疗师的关系。

在督导中讨论危机，不仅要关注到管理的问题，还应关注包含在青少年冒险行为中的无意识交流。这一模式背后的理论假设是，所有的冒险行为都有其心理的或情绪的含义，都可以在心理治疗中加以探索。例如，这可能是青少年无法反思破坏性冲动的活现，或者是对淹没性的焦虑本质的行为修正——如割伤自己，这可能被感知为减少了关于极度紧张或焦虑的真实感。督导的角色是支持和拓展治疗师感知潜在信仰系统的能力（例如，患者的恨过于强烈以至无法被安全地意识到）。如果有意义，治疗师会命名青少年的感受，或者在治疗关系中涵容这种理解，例如，向患者描述他将危险的破坏性投射给了治疗师或其他人。

精神病性症状

年龄更小的青少年比年龄稍大的孩子更易于报告精神病性的症状，例如听到声音。近期的一项研究发现，有21%～23% 年龄更小的青少年（11—13岁）报告了这样的症状，相对而言只有7% 的青春中期的青少年（14—16岁）（Kelleher et al., 2012）有此报告。精神病性症状需要仔细加以评估，以便决定这是否仅仅是暂时的症状（比如有时会在治疗过程中出现的），还是提示了精神病性的困扰，需要用药或其他精神科的介入。特别是对于更大一些的青少年而言，这些症状可能是严重心理病理和共病的"指征"，而非特异性的精神病性障碍（Kelleher et al., 2012）。

青少年表现出强烈、富于激情、极端心理状态的情况并非罕见（Waddell, 2006）。这些表现似乎在心理疾病进入主流媒体、文化、教育中时，成为更加常见的特质。已被命名的想法似乎可以提供类似诊断的安慰效果，它可以解释所有的困难之处。青少年会因自己强烈的情绪体验而变得非常焦虑，这包括因被确诊为双相或精神病性精神障碍，而产生的焦虑、自我意识、身份认同混乱等。又或者，解离的感觉或建立关系的挣扎可能会被以偏概全地作为自闭症谱系障碍的证据。因抑郁症的"病症"而进入 STPP 治疗的情况，会搅动这样的想法，即这也可能意味着他们患有潜在的精神病性障碍。

这样的想法在安娜的个案中已有所展示，同样也是12岁的"丽雅"的治疗过程中的一个特征。

在治疗中，丽雅生动地描述了自己的噩梦，有时候简直就像是梦游。她能看见暴力场景在眼前展现，或者有强烈的被监视感。这或伴以非常无望与悲痛的感觉，或伴以极度的开心，好像她对世上的一切都无所谓。这些加在一起让丽雅认为自己患有精神病性疾病。体会到丽雅强有力的、充满感情的描述，治疗师也担心她可能患有未被诊断出来的潜在疾病。然而，当更加细致地去思考这些材料时，画面就变得不那么极端了，对丽雅焦虑的内容与实质的洞察也变得更加可能了。督导对于思考这些问题非常重要，特别是丽雅的担忧已然威胁到了治疗师，并以没有帮助的方式入驻了治疗师的内心。一旦这些都被涵容了，治疗师与督导师就可以一起思考丽雅是如何呈现这一切的，并联络父母工作者，以及向一位儿童精神病学家寻求额外的合作。这一系列合作也帮助治疗师涵容了焦虑，在治疗师的直接体会与判断之下，对丽雅的心理状态提供有效而非侵入性的监控。随着丽雅在STPP治疗中的进展，她获得了更多对情绪的洞察，这使得那些极端的心理状态得以被耐受和思考。

住院患者的管理与日间医院的治疗

大多数儿童或青少年的抑郁症都可以安全有效地在门诊获得治疗。然而这也是有条件的，必要时应有密集的、经常性的回顾，尤其是在危机阶段。

尽管收治青少年进入住院病房似乎是一项安全的安排，而且有时也非常必要，但这样做也存在风险。入院治疗可能导致青少年的自我责任感下降，年轻人还可能互相模仿或放大适应不良的应对策略，例如自残。住院也会打乱青少年的学业。无论如何，入院治疗有些时候是非常必要的，这包括以下情况：抑郁症非常严重，对门诊治疗无反应；在门诊治疗中尽最大努力还是无法安全地管理危险水平；诊断存疑，需要更密切地观察与检查，门诊设置无法做到；家庭环境的某些方面似乎在抑郁症中扮演了重要角色，却无法在门诊设置下清除。原则上，STPP可与这样的入院治疗相结合，但需要审慎的专业协作和计划。在督导中也需要对此加以密切关注，甚至包括患者无法出席治疗的时候，以便帮助治疗师在内心抱持住这些年轻人。

如有可能，日间患者的看护提供了介于住院看护与门诊治疗之间的半住院机会，这对于以下情况是有帮助的：特别重视维持家庭和社区生活的青少年；收治入院不能被青少年或其家庭接受的情况；利用日间住院的简单管理就可以完成更密集的评估；或作为入院治疗的前奏。

15岁的"杰克"为入院治疗提供了一例。

杰克是在接受了5次STPP治疗会谈后入院的，他在公交车站跟妈妈一起等车时故意窜入车流。这个举动的高冲动性，令人关注到了他抑郁症的严重性与危险性，导致他进入当地一家医院接受4个月的入院治疗。

入院之前的那5次STPP治疗会谈，杰克都按时出席了，也能让治疗师了解到他的自毁行为和非常极端的心理状态。例如，杰克讲述了近几个月来他变得有多么滥交，不假思索地到处找人睡觉，之后又感觉很歇斯底里，想要拔掉自己的头发。他变得连朋友们都认不出来了，他们很担心杰克。他也讲述了自己从小到大都感觉跟父亲最亲，作为家中长子，他一直是个好孩子，脾气随和。9岁时他的父亲患了抑郁症了，服药过量企图自杀。过去几年中他的父母经历了分离的过程，杰克越来越担心妈妈，她变得非常伤心、脆弱。最初杰克的治疗师在他入院两周后通过打电话与他保持联系，之后又写了几封信。在督导中这一切被仔细地加以思考，以确保在合理的范围内维持他们的关系，又不妨碍他在病房中的工作。

杰克一出院就恢复了STPP治疗，他很好地利用了剩下的治疗过程。开始治疗师以为他会要求延长STPP的工作，或转入开放性的、长程的心理治疗。然而，大概进行了10次的STPP治疗后,治疗师就明白了,维持干预的时间边界对于杰克而言是多么重要和有益。对于一个年轻人而非一个患者,回归学校、朋友、家庭的期待是杰克的重要目标,但他也知道,未来进一步的心理治疗支持可能还是有帮助的。

一些常规问题

沉默的患者

有些患者发觉非常难以在治疗中自由讲述,特别是在开始阶段。治疗师需要小心翼翼地对沉默加以理解,它也可能确实在表达着什么(Segal,1997b)。治疗师需要以解释的形式给予沉默的患者帮助,通过对患者身体层面的表现的观察,包括任何简短的言语或非言语线索,以及有关移情和反移情的"整体情境"(Joseph,1985),使患者找到一种表达自己的方式。有些年轻人只需要一点点帮助,另一些则用"别进来"的防御方式(Williams,1997b),指征了对生命力和欲望的闭锁。一些患者可能会非常机械地理解治疗师的话语,"好像被强塞进去的"(Magagna,2000,p.230)。重要的是,治疗师应"理解来源于自己对孩子的有意识或无意识反应当中的主要情绪"(p.249),并"(接收)言语和非言语体验,这些表现在语调、韵律、语速、语量、身体姿势、画面感、手势、动作以及游戏当中"(Magagna,2012,p.103)。

贝基16岁了,她常常感觉很难在治疗时开口讲话,治疗师不得不非常努力地帮助她进行交流。

圣诞假期前不久的一次治疗以一段沉默开场,贝基在抠指甲。治疗师首先打破沉默,问她在想什么,她的回答是"没什么"。进一步的询问结果是"没想法"以及之后的"没什么"。贝基听上去被惹恼了。治疗师说几周以来感觉贝基被无法思考所困扰,希望得到一些帮助来理解这一切,但今天她看上去感觉很遥远,也许她认为治疗师不愿意或不能够帮到她。贝基没有回应,她看上去面无表情。

在又一段长长的停顿之后,治疗师说她认为贝基被她的话激怒了。"不是。"治疗师又说:"也许你今天真的不想来这儿"。这似乎引起了贝基的兴趣,她对此鼓励的回应是:"那样就太无礼了。"治疗师假设贝基担心她(治疗师)受不了这件事。贝基回答:"我没什么可说的,因为没发生什么事,所以(相当犀利地说)就没什么理由来这儿。"治疗师反馈说,贝基感觉治疗师未能就她无法思考的状态帮到她。贝基先瞟了一眼治疗师,之后若有所思地看了看自己的鞋,重新系了系鞋带。另一段沉默之后,治疗师感觉到贝基此时不那么拒人千里了,治疗师又问她在想什么。"瑜伽,我今晚要去。我喜欢瑜伽。"治疗师假设贝基感觉瑜伽是照顾自己的好办法,而治疗似乎没有帮助,也许特别是临近圣诞假期和治疗也快进展到一半的时候。她将这一点与贝基之前的描述联系起来,她如何疏远父母,把自己关在房间里。"就和今天在这里发生的事一样。"贝基回应道:"嗯,也许吧。"治疗师继续说道:"这似乎是你的核心问题,却很难在这儿讲出来,因为你封闭了自己,对什么都无动于衷。"贝基看上去有点儿困惑,问"无动于衷"是什么意思。"它是无法渗透的……无法穿透的东西,就像你那紧闭的房门。""嗯,也许吧?""那时你感觉父母无法帮你,刚才你感觉我也无法帮你。"贝基抬起了头,治疗结束时感觉气氛变得有些轻松了。

在督导中讨论这次治疗时,治疗师和督导师共同探索了投射给治疗师的恼怒与失望。他们看到,只有在贝基对治疗师的艰苦努力愤怒地回绝,甚至只有在贝基的坦率无礼变得非常明显时，治疗师才能足够强壮地去迎面触及某些议题。这让贝基的好奇心展露了出来，表面上是绝望的沉默和远离，背后却是攻击，当攻击性可以公开表达的时候，活力与参与感也就出现了。贝基之后发短信取消了下一次治疗，这与到目前为止忠实地出席形成了巨大反差。督导师与治疗师之间展开了辩论，这究竟是贝基在进一步释放敌意，还是她在朝向能够认领自己的负面情绪时前进的重要一步。她发短信说她要跟家人一起吃晚饭，所以看上去很可能贝基与父母的关系有很大的改善，而她最近一直十分疏远父母。现在我们可以假设，负性移情在患者和治疗师的关系中被抱持，这为外在世界中更好的关系拓展了更大的空间。

创伤之后的父母工作

当核心家庭或扩展家庭中存在创伤或多次创伤的时候，不仅会对青少年的治疗产生影响，而且不可避免地会对父母工作产生影响，因此需要谨慎地加以处理。父母关系当中的关系性创伤，就像下面的"托马斯"个案那样，可能意味着只有父母一方在场，或只有一方适合开展工作，尽管创伤会持续地被感觉"活跃着"，但那是青春期孩子心中对父母双方的感受的内化，或者对父母的养育概念的内化。

托马斯14岁，他的父母分开了，他的妈妈T女士独自照顾他。托马斯是混血儿；T女士是厄立特里亚人，经历了创伤性的丧失，从战火纷飞的祖国逃了出来；托马斯的爸爸是英国人。父母关系中存在家庭暴力，最终导致关系破裂，托马斯只是不定期地与爸爸有联系。T女士不得不努力工作来支撑自己的双重角色，作为单亲妈妈，她必须同时如父如母般地抚养托马斯。还包括时不时地面临当地社区的歧视。托马斯的妈妈很担心托马斯会越来越退缩、不愿意交流，过了一段时间他严重地割伤了自己,他对医院急诊科的精神科医生说他想要结束生命,因此被转介到心理治疗诊所中来。

在首次会面当中,T女士明确表示她很难过,需要接受父母工作的治疗。她被托马斯的脾气和经常性的愤怒爆发吓坏了,她不知道如何恰当地帮助儿子度过青春期。大家一致同意托马斯应接受 STPP 的评估,父母工作者建议T女士一周后单独来一次,谈谈被称为"支持性的"父母工作的话题。

T女士没有出席这次约好的会谈,也没有与诊所联系。父母工作者给她写了封短信,提供了另一次会谈的机会。就在那一周后面的时间里,托马斯出席了他的首次会谈。T女士也出席了下一次会谈。T女士在首次会面中感到很难过,与此时明显相反的是,这一次她很焦虑和犹豫。父母工作者提及了这一点,以及T女士对托马斯的担心,和她对接近这样一个可能的新关系(与父母工作者的关系)很不确定。这帮助T女士变得不那么紧张了,她谈到作为单亲妈妈,养育进入青春期的托马斯所具有的压力。她们也讨论了T女士相对孤立的社会地位,她很少接触生活在同一座城市、由她的同胞组成的社区中的那些人。这也让父母工作者与T女士意识到,两人之间在文化与种族方面的不同之处。

下一次治疗被安排在两周之后,T女士出席了。她详细地述说了她与托马斯父亲之间的关系,包括攻击性的互动和暴力行为。T女士说自己不再怕他了,他也"不在乎"她了。但她担心父母在托马斯的事上表现出的交流困难,会让托马斯处于脆弱的境地。T女士还担心托马斯伤害自己,而不是像他父亲一样攻击女性。她们仔细考虑了托马斯可能遇到的各种困难,努力找到方法让一个小伙子发展出正常的潜能,而不是转而攻击自己(或别人)。父母工作者和T女士还探讨了是否应邀请托马斯的父亲单独来诊所见父母工作者一次。（之后她们达成了一致意见，但托马斯的父亲拒绝出席。）

托马斯的 STPP 评估一完成，大家就一致同意让他继续跟同一位治疗师进行 STPP 治疗，父母工作者和 T 女士也确认了继续单独见面，大约每月一次。在接下来的几次会谈中，她们就 T 女士的担心做了更多工作，她作为单亲妈妈的处境，以及如何帮助托马斯在与女孩保持良好关系的能力方面发展出自信。这也联系到 T 女士的疑问，关于在托马斯小时候的父母冲突，以及挨打对托马斯的影响，T 女士回忆起这一切既愤怒又伤心，她觉得很内疚，没能给儿子提供一个更好的男性榜样。

在每月一次的父母工作中，T 女士还谈及自己的成长史，因为内战而失去了原生家庭，家人和朋友创伤性的失踪，独自逃离社区和祖国。思考这许多丧失和冲突的体验让 T 女士想到，托马斯也可能非常害怕进入青春期，特别是鉴于他从小到大都有一对互相敌对的父母，并缺乏一位合格的父亲。这项工作帮助 T 女士从托马斯的挣扎中分离出属于自己的悲剧体验，也让她更能在情感上支持儿子了。他们认识到，在 T 女士的内心深处，之前托马斯的绝望以及自杀行动与她的情感体验汇集在一起了。这对她而言是淹没性的，阻碍了她在情感上支持托马斯。除了思考她身为父母的角色以及她自己的历史，她们还讨论到 T 女士如何才能更多地融入社会，包括增加与当地社区的联系。在之后的工作中，她们也思考了在托马斯的 STPP 治疗结束后，将 T 女士转介到成人心理治疗中的可能性。

见诸行动与治疗师的见诸行动

在治疗会谈中，"解释"有些时候不足以呈现出对青少年或治疗师有威胁的行动。这种情况最有可能出现在用愤怒或外化问题来表达抑郁的青少年身上。治疗师对此的反应部分地受到青少年年龄的影响，但重要的是，要强调以下两种情况之间的区别：一是行为所表达出来的是一种非常需要被治疗师看到的情绪或冲动，二是行为本身。治疗师的其中一项核心任务就是确保自身的安全，以及青少年的安全。因此，需要清楚地说明哪些行为是不可接受的，以及为什么，同时解释其背后的无意识交流是什么。关键性的区别就在于，青少年是在对暴力的感受与愿望进行言语表达，还是任何实质上的躯体活现（见诸行动）。

如果是治疗年龄较小的青少年，而他们易于表现出暴力倾向、威胁或试图逃出治疗室，那么邀请父母配合可能会有所帮助，例如要他们坐在附近关注孩子的情况。让患者知道这种辅助安排可能对他非常有效。对于大一点的青少年，重要的是跟他们说清楚，治疗师的同事可以在必要时进来帮忙，这包括协助停止治疗、花5分钟"喘口气"或者等到下次治疗再说。我们需要示范给青少年，为了他们的利益，成人之间是可以合作的，同时我们向青少年展示了，他的攻击性冲动既可以被控制也能够被理解。

治疗师的见诸行动发生在当治疗师处于反移情感受的压力之下时，说出或做出超越通常的精神分析心理治疗框架的事情。在反移情压力尚未被意识到的时候，这样做特别具有威胁性。治疗师见诸行动的表现形式就是提供建议，这并不是因为治疗师经过深思熟虑，然后判断这样做会有帮助（尽管提供建议在精神分析心理治疗中通常意味着处理不当），而是因为治疗师处在压力之下，需要被看到"有帮助"；或者是因为治疗师发觉患者的痛苦是无法忍受的；又或者治疗师被反移情的压力驱使着，在治疗设置之外采取了没有帮助的行动（例如不必要地联络父母或学校）。治疗师见诸行动的危险性是持续进行临床督导最重要的原因之一。

青少年在治疗之外的见诸行动，例如陷入问题行为或不当行动，则需要治疗师在治疗中向青少年阐明其行为的含义，并同时与更广泛的团队协作。当这些举动严重威胁到青少年或损害到其他人时，则需要密切关注危机管理的议题，如下文所讨论的那样。

下面这段治疗片段展示出，首先是治疗师在自己的反移情压力下与迈克一起工作，在治疗中见诸行动；其次则是紧随其后的迈克的"见诸行动"。

13岁的迈克被转诊到心理治疗中，这是社会工作者与他父亲要求的，他们都很担心他严重地抑郁了。他8岁时被母亲抛弃在当地的社会服务机构的台阶上。此后，他一直生活在寄养家庭中，那里只有一位年龄足以当他奶奶的照顾者。他上学的学校是为中度学习障碍的孩子开设的，他父亲跟不同的伴侣生了好几个孩子，他们之间有定期的联系，迈克也时不时地可以见到这些同父异母的兄弟姐妹们。他极端安静，这导致学校为他提供了言语辅导，但是他的言语交流并没有明显增加。

在每周一次的治疗中，迈克的主要特质是非常被动，几乎沉默不语，也没有什么动作。他总是坐在同一把椅子上，保持着异常的静止，面无表情却睁大眼睛，似乎在吸收治疗师可能做出的一切事情。治疗师体验到一系列的情感和想法，为了理解自己的反移情，她必须对此加以利用。她的初始技术是，在观察的基础上结合评论（例如，评论他盯着她看，等待着有什么可期待的事情出现，治疗是怎么一回事，她又是怎样一个人），和一些对移情情境的解释，基于自己感知到的治疗当中的情感氛围（例如，评论他对于她下周是否还记得他的疑惑，或她对他心里想的事情是否感兴趣）。

治疗的缓慢节奏与迈克的身体发育形成了痛苦的反差：他是个大骨架的高个男孩儿，有时候，他如此悲伤而悲伤又如此明显，这让她想起温柔的巨人；但在另一些时候，可怕的急迫感和激惹感占据了治疗师，她担心他的人生就这样滑过去了。她开始明白了，这是对心理死亡的恐惧。她发现自己无法等待，她给出足够的时间好让他对自己的评论有所回应，就像他有时过了好几分钟才做出的那样；然而她只听到自己在重复或把刚才说过的话换个说法又说了一次，就好像他没听见或者很蠢，需要对他说两遍一般。通过督导，她才观察到这样的压迫适得其反：迈克看上去更加退缩了，这样一位过于积极或过于焦虑的治疗师使他变得更加沉默，而非焕发出活力。这样的观察让她得以为了迈克而抵御自己的过于主动，她更加平静地等待，观察着会出现些什么。

在之后的会谈中，迈克开始发展出更多的自主性，也变得能够见诸行动了。他现在可以独自从学校来诊所，不用别人带了。他通常都会迟到一点点。治疗师解释说，这是因为他希望让治疗师等他，他想调查一下她不得不等待的感觉如何。也许他很好奇，她是否会担心自己被遗忘了？她会生他的气吗？因为他不是乖孩子，不会永远做大人想要他做的事。一次他很反常地按时到了，她让他在等待室里等了两分钟，之后她注意到他瞥了一眼走廊上的钟表。他能够开始告诉她在路途中都发生了什么让他迟到：他会在去往火车站的路上分心去看商店的橱窗，或者对反方向的那趟火车感兴趣。他变得能够见诸行动了，既有日常意义上的，作为那个稍微怠慢一点的青少年；也有精神分析意义上的，通过治疗以外的行动表达感受，而不是在治疗中交流这些感受。但几乎是在同一时刻，他变得能意识到流经自己脑海的思绪，并开始对讨论它们更感兴趣了。

迈克的深度抑郁让位于对某些内在活力的感受，包括感受自己的坚持己见或展露攻击性的能力，在不断发展的治疗关系背景下，他不再认为只有在他呈现出要求不高、被动顺从的时候，这种关系才有可能存在。

在这个个案中，迈克发展出合理的见诸行动的能力，既在治疗之内，也在治疗之外（迟到），这表明他对自己的攻击性的焦虑降低了，随之产生的是，他在治疗中越来越有能力意识到自己的想法和感受，这当然是在治疗师的帮助下实现的。对于迈克而言，能够活现某些攻击性，表征了他的进步超越了之前的被动状态，这与通过投射性认同而丧失了部分自体有关，例如，任何的自主感和能量都被寄予治疗师身上，结果就是治疗师感觉到易激惹和没耐心。如果治疗之外的见诸行动更为极端，也就是他的不当行为更加离谱，那么这也可能非常严重地适得其反，就像在其他一些个案中可能发生的那样（正如上面讨论过的与自残和危险有关的部分，以及下面将要讨论到的与不出席治疗有关的部分）。

负性移情、治疗僵局与负面治疗反应

负性移情被看作 STPP 治疗的一项特质，它要求治疗师谨慎地加以处理，督导师也是一样。对于督导师而言，督导的核心两难困境就在于，如何对负性移情做到敏感又开放，特别是在 STPP 治疗的早期阶段，治疗师很关注与患者构建治疗关系，并在整个工作过程中始终顾及这方面。也许存在着围绕这样一个重要问题的张力，即如何更好地识别并向青少年反馈，他们具有因期待帮助与希望康复而进入治疗的方面（Cregeen，2012）。治疗师也许会担心，在治疗早期确认与命名患者的不确定与矛盾表达，可能会以危害投入治疗的方式制造或增加患者的焦虑。治疗师可能需要督导师和督导小组的帮助，以谨慎地点出患者的疑惑或怀疑。这一点可以通过将它们解释为是对复杂感受的表达，是可以理解的，也是治疗师是可以接受的。这样做能提示治疗师，当与青少年工作中出现不舒服的、攻击性

的体验时，如何对此进行富有建设性地探索，正如下面的治疗片段所展示的那样。

15岁的"杰克"满怀热情地来到第一次会谈当中，他希望得到帮助并从抑郁症中恢复过来。抑郁症令他感觉，无论是投入友谊、家庭或学业都没有意义。他谈到，自己对于探讨经历的想法是多么开放，因为他有一位对他非常有帮助的男导师。杰克描述了，在他上学的时候他是如何能随时找到这位导师的，以及这位导师又是如何主动找到杰克，并查看他是否一切都好的。导师还借给杰克几本小说，他认为这能帮助杰克更好地理解他自己的感受。在督导中，杰克的治疗师解释了自己对此是如何反馈的——通过注意到他对新治疗的希望，她还描述了杰克对一起思考的开放与动力是多么令她印象深刻。当督导小组更深入地思考这一切时，就显露出了以下二者之间的反差，一位是总能够被找到的男导师，他借书给杰克，查看他好不好；而另一位是提供STPP治疗的中年妇女，只解释了每周一次的治疗框架，在固定的时间、以固定的频率进行，其间有暂停，也有间隔。杰克的治疗师一旦有机会深入地思考这一切，很快就明白了这背后更为焦虑的交流，但她担心过早地评论它可能会带来的影响，督导小组尝试跟她一起探索这样做还可能带来什么样的收获。

在接下来的一次治疗中，杰克谈到他在半夜跟一个朋友联系，因为，当天他在学校里出了点状况，所以他非常生气。治疗师注意到他的感受，因为他意识到这个新治疗有一些限制，他不能在半夜里或是在学校里获得治疗，他也不能从治疗中获得真实的东西，比如推荐的书籍。她评论到，也许他可以很有理由地质疑，每周1次每次1小时的治疗如何能帮助到他，又是否足够呢？虽然杰克对此只有一点自我觉察，但他用力地点点头，这为他打开了谈话的空间，他谈到他是如何感觉到没有支持、不够优先、不被理解的。抱怨和哀伤的表达涌现出来了，这才是更为真实的情绪，这与他之前讨好般地表达希望相反，却非常有帮助。

杰克的例子说明，与患有重度抑郁症的青少年工作时使用负性移情的常见困难之处，特别是在治疗的早期阶段。与此相反，治疗僵局的概念描述了另一些情况，在持续的治疗关系中，患者与治疗师之间的交流可能性崩解了。这种情况可能因一系列原因而出现，既包括患者的人格因素倾入治疗关系，（以及额外地，在青少年个案中，患者外部环境的各个方面，尤其是家庭情况也有可能），也包括治疗师的因素干扰其在专业工作中发挥良好的功能。

在下面的治疗片段中，对"彼得"的 STPP 治疗差一点崩溃了：

　　17 岁的彼得被转诊进入 STPP，这是因为他长期抑郁，并且之前六个月内自残行为加剧。他有一段时间在多学科诊所里得到了一位护士的支持，那个护士认为 STPP 可能可以帮助他关注自残的情况，自残基本上是通过割伤自己和偶尔饮酒狂欢表达出来的。获得评估的机会让彼得似乎松了一口气，他之后也很热心地继续 STPP 的治疗，他想利用治疗来探索自己有时候会出现的极端淹没性情绪。尽管他的单亲母亲似乎非常支持他的治疗，但他和妈妈都认为父母工作没有必要：17 岁的彼得更愿意拥有独自来诊所的私密性，而不要妈妈的参与，妈妈也对此表示尊重。大家一致同意妈妈只出席定期的总结，护士也会出席，她将继续担任彼得个案的负责人。

　　在最初的"蜜月期"中，彼得似乎很好地利用了治疗，他的自残情况大幅度减少了，但之后他开始经常缺席治疗，借口是学校有事或同学有麻烦他必须马上到场，另外一些时候他干脆说感觉自己太可怜了，因此无法出席。治疗师感觉越来越被这些缺席的治疗所困，并在彼得出席治疗的时候怀疑他可能又开始自残了。他提议进行一次治疗总结，彼得、妈妈和护士都参加了。会面进展艰难：彼得的妈妈长篇大论地数落他不可控的行为，这显然让彼得觉得听着逆耳，他生气了，最终以爆发的方式给出了回应。治疗师和同事发觉自己无能为力，无法就母子之间不断升级的争吵做出任何干预。之后他们都一致觉得对妈妈感觉愤怒，她未能鼓励彼得出席治疗（尽管在现实中他们也尊重妈妈的困难）。不良的状况几乎无法在这次总结会上得到解决。

　　在督导中，治疗师谈及这次困难的临床情况。在督导小组的支持下，他逐渐意识到，自己的淹没性反应是源于内疚：不管如何，他都应该能帮助彼得出席治疗；无论如何，到目前为止他也应该能改进彼得的心理状态了。事实上，他承认自己在疑惑，最初给这个男孩提供有时限的工作是否错了；也许他需要更多的治疗，因此治疗师也对剥夺了患者接受更多的治疗机会而感到内疚。之后，小组才得以探索，内疚在彼得与妈妈的家庭动力中的核心角色，他们好奇，彼得决定不让妈妈参与他的治疗而只是最低限度地出席总结会，是不是为了保护妈妈。随后个案负责人与彼得的妈妈取得了联系，建立起有力的机制就彼得的进展进行定期沟通，与此同时治疗师也能在下一次治疗中跟彼得谈到他与母亲相关的内疚。因而避免了差一点就崩溃了的治疗。

　　在 Riviere（1936）提出这一重要概念之后，有大量的精神分析文献提及"负面治疗反应"。这方面的工作探讨了患者的因素，不仅威胁到持续的分析工作进程，而且可能破坏之前已经取得的进展。顽固的负面治疗反应是描述治疗僵局的一种方式，它来自患者身上的破坏力量。这一临床处境有两个特征：一是患者缺乏洞见或者思考能力；二是对于患者身上能够并愿意反思自己与治疗师之间的困难的那一部分，治疗师自觉无力与之重新建立联系。也可能会出现富有敌意地主动拒绝治疗师的情况，例如，来自对幻觉的分析中（诸如在色情性移情没有回报时的失望）；无法忍受对治疗师痛苦的妒忌，使治疗师的有益工作没有成为解脱的缘由，而是变成了患者严重的内心痛苦；受困扰的部分被严重地分裂出去，因为它们太过吓人而不能被承认。更为短暂的负面治疗反应往往出现在分离之后，因为分离让患者非常痛苦，这一点特别常见于青少年患者，他们往往在暂停之后就不再来治疗了。这些更为短暂的和富有敌意的见诸行动，只有在无法恢复的时候才会发展到僵局的状态。

有趣的是，在与青少年的工作中，治疗崩溃或提前结束比治疗僵局更为常见。这可能与青春期的自然压力有关，青少年通过拒绝成人的期待来确认自己的独立，也通过探索而非内省来发现自己与世界。

青少年持续依赖家庭支持的状况意味着，源自父母以及偶尔还有兄弟姐妹的人格或手足关系当中的困难，都可能成为一股力量，破坏正在进行中的治疗工作。特别是，当青少年无力保护自己受到家人的持续投射时，这会破坏个体心理空间感（拥有属于自己的心智的感觉）。这方面的例子包括，青少年与家庭中的某个人持续施虐受虐关系，患者无法逃脱出来；或者有一位极度脆弱的父母，青少年感觉自己要对其安全和福祉负责，父母的需要是淹没性的，孩子担心父母在心理层面或身体层面发生崩溃，或者真的已经崩溃了。这也是为什么 STPP 包括了父母工作，也包括对整个家庭的关注。与更广泛的专业网络合作是对治疗崩溃的保障，而崩溃是青少年暴露于家庭困难之下的结果。当青少年的脆弱感受过多暴露于这种反复出现的长期压力之下时，他们的内在状态也会不可避免地威胁到治疗僵局。

比昂（Bion，1963）洞察到交流性投射与排空性投射之间的区别，此后

Rosenfeld（1987）*详细探讨了由治疗师因素导致的治疗僵局。这项工作在儿童青少年心理治疗中产生了特别的反响，因为忽视与虐待的严重程度标志着，近几十年来很多被转介进入治疗的孩子的背景。继 Rosenfeld 的工作之后，一系列工作积累了很多临床技术，其焦点是考虑到患者成长史中的创伤因素与剥夺，以及在分析工作中再次见诸行动的危险性。这包括：

- 密切关注患者早期经历的重要性；
- 对移情中的理想化的耐受力（Alvarez，1992b）；
- 注意对妒忌的解释、对患者可耐受的痛苦加以调控，特别是内疚与屈辱的感觉（Pick，1985）；
- 区分"厚皮自恋"与"薄皮自恋"（Britton，1998；Rosenfeld，1987）；
- 对反移情反应的审视（在督导的重要支持下）。

在 STPP 的最后阶段，有一个特别常见的现象，即在取得的进展上出现明显的退行和丧失，可视之为假性治疗僵局，因为这很可能会转向"修通"早期治疗中获得的洞察的方向。在必须遵守时间限制，以及整个治疗过程进展迅速而非经历好几个月的跨度时，这种现象可能会让治疗师难以忍受。

负性移情与医疗协助

进入 STPP 治疗中的青少年也可能因为一系列与用药或躯体症状有关的担心，而要求或寻求儿童精神病学家的意见，他们担心的内容如下，惊恐发作，颤抖或震颤，或者是抑郁症本身的严重性。这样的要求可能非常有帮助，也在与个体患者有关的多学科团队与特别团队的合作框架之

---

* 这里所指的是 Rosenfeld 于1987年出版的《僵局与诠释》（*Impasse and Interpretation*），其中文版已由中国轻工业出版社于2019年出版。——译者注

内。另一方面，这也可能是青少年或其家庭对于治疗是否真的有帮助所表达的负性移情或焦虑。正如上文所述，在精神分析心理治疗中，负性移情的出现通常被认为是治疗进展的一个标志，但这也可能伴有情绪的恶化或对治疗师的抱怨。为此，对每一个个案仔细加以评估非常重要，看看这种情况究竟是什么因素导致的，而不是永远假设暂时的恶化或者治疗之初反应很慢就一定会指向治疗失败。这样一种做法支持了青少年及其家庭对青少年的症状发展出思考能力，也将两种危险降到最低：一种是对被动接受用药的邀请，另一种是对依赖药物的培养。下面这段治疗片段展示了在 STPP 过程中用药的有益尝试。

　　16 岁的"马克"谈到，他进入青春期之前曾长期体验到精神错乱，尽管他能明确表达情绪，但也非常紧张，他会不断反刍自己的想法和感受。他很容易因为一些日常关系中的缺点和小错误就感觉受挫和恼火，整个世界都在跟他作对。马克只有在谈到自己的童年时才会言辞流畅，但他的描述却充满创伤的特质。当他变得不快或受挫时，他得出的结论是，自己脑中的化学成分失衡了，需要抗抑郁药。他能意识到治疗是如何帮助他的，但也会说他感觉这非常有挑战性，他觉得用药能更简单直接地缓解情绪痛苦。几次治疗之后，用药的话题似乎退入背景中去了，但无可回避，他的恳求成了治疗的核心特征。

　　在大约第 10 次治疗的时候，他的治疗师开始联系一位儿童精神病学家同事，他们一致同意对马克开展一次精神科评估，好让他们一起思考分裂的功能以及马克的潜在焦虑。精神病学家建议进行一段服用抗抑郁药的测试期，但同时也明确告知马克，这必须在他继续参与心理治疗的同时才可以。马克因为自己被认真对待而放心了，他的治疗师感觉到，马克在更深层面上将心理治疗师与精神病学家之间的配合体验为坚实的、合作性的组合，这照顾到了他的各个方面。

缺席治疗与 STPP 的时间框架

需要清楚地告知青少年及其父母，他们缺席的治疗次数也会计入全部 28 次治疗之内。也就是说，缺席的治疗不会被另外补上，除非那次治疗是治疗师错过或取消的。此外，还有一些特殊的情况，但如果有可能，也应该一开始时就有明确规定，这样做是有帮助的。治疗开始前就已订好了的家庭度假或者学校的考试，可以作为不可避免的取消而接受，也可以在标准临床实践基础上提供补偿治疗。如果是年龄较小的青少年患者，父母工作者在明确这些框架时的角色具有核心地位。对于年龄大一些的青少年患者，与更广泛的网络合作也会有帮助，比如全科医生、学校或学院，他们都可能支持患者出席治疗。对于所有情况，治疗师都应聚焦于试图理解患者缺席的原因，并与青少年一起对此加以工作。不应立即假设，时而出席、时而缺席就是治疗僵局的指征，尽管也许事实就是如此。这也可能是某些重要交流的媒介，比如关于青少年心中同时存在不同态度；或者指示了父母支持的缺乏。

STPP 一再出现的一个议题是，要意识到患者在治疗中的攻击性是多么富于挑战性，以及它是如何被搁置一旁，或者转而进入困惑，并颠覆了与时限有关的边界。这在青少年呈现出大量危险行为时特别突出，他们往往成了临床团队关注和焦虑的焦点。在这种情况下，平常非常理智和对精神分析框架十分维护的治疗师，可能会挣扎于守住治疗的常规边界。这可以表现为对如何界定缺席的困惑和不一致，这个问题通常可以在督导时加以讨论。如果患者取消了一次治疗去参加学校的强制性考试，那么不应该将此算进 28 次 STPP 治疗中，这种情况看上去相对更为直接。然而，一些更加模糊的、不那么正当的取消理由，可能会导致治疗师因为"钟表停摆"而搞混治疗次数的记录。这时，督导就非常关键了，它帮助治疗师理解这样的挣扎，即时间边界究竟是被体验为涵容，还是被不合理地强加给脆弱的患者。在这种情况下，治疗师对治疗框架的维持，是在现实基础上清晰地展示父亲的功能，还是在残忍地"见诸行动"一个更为困难的移情动力。

在督导中将这些技术议题作为见诸行动来思考是有益的，因为这与治疗师跟这些重度抑郁症患者工作而被激起的巨大焦虑有关。督导支持治疗师在已经与患者及其家庭达成一致的STPP治疗框架内处理焦虑、恢复思考并涵容它。督导的讨论需要集中在破坏治疗框架所带来的危险上，特别是这有可能会促使患者采取进一步的类似行为，从而越发远离了治疗性思考和加工。只有当治疗师能够坚守治疗框架并相信它，然后将之展示给患者的时候，患者才有可能做出回应，以更好地出席治疗并依赖治疗与治疗师的方式。

俄狄浦斯动力

在思考上文所述的很多困难时，如果与俄狄浦斯动力以及它如何再次出现在青春期联系起来，可能是有帮助的。患者带到治疗中来的现实主题可以说明这样的担忧，比如缺失父亲，父母在青少年开始发育或进入青春期时生孩子（就像安娜个案的情况），或者与父母一方存在相当纠缠和强烈的依赖关系。然而，俄狄浦斯动力可以以更富象征性的方式表现出来，比如青少年在三角关系里挣扎于观察（因不能成为关注的中心而感觉被排除在外），或者忍受时间、边界和丧失的现实。

这样的动力很可能向治疗师提出了挑战，需要在督导时详加关注。这可能与移情关系中性欲的强度相联系，或者与之相反，明显地完全没有性欲的成分。督导可以帮助治疗师梳理出这些特征及可能的无意识动力之细节，使治疗师更清晰、更自信地谈论青少年的俄狄浦斯体验。

与父母工作的困难

我们前面用到了安娜个案的研究，展示了在父母工作中，与父母双方工作的波动性（在此个案中是母亲一方和继父）。在安娜的个案中，她的继父出席了最初的一次治疗，之后又非常有帮助地在治疗快结束时回到父母工作中来了。下面的"露辛达"个案展示了更为常见的过程，即最初不太愿意参与的父母一方后来积极地投入父母工作中。

17岁的露辛达，其父母是中产阶级专业人士，他们对自己的孩子感兴趣，也很关心露辛达的困境。露辛达的重度抑郁症导致她服药过量，并短期住院。随着之后在门诊的治疗进程，危险水平下降了，但她的抑郁症还是很严重。

在与治疗师和父母工作者的首次会面中，露辛达的妈妈L女士表达了自己对露辛达所面临的困难的严重程度感到困惑。父母工作者很好地接纳了她的烦恼和慌乱。治疗师也警觉到她有一丝潜藏的恐慌感，以及她尝试控制情绪和事态的努力。L女士同意参加父母工作的治疗，露辛达也同意了——对于年龄大些的青少年而言，这也许很不寻常。露辛达表现出了一些放松，因为她的妈妈终于可以缓解她对于究竟发生了什么的担心。

L女士独自出席了第一次父母工作的治疗。她对于自己看到女儿在情绪和活动中有进步感到很乐观。父母工作者对这样的观点不太确定，他认为L女士在交流一种绝望的需求，她有认为一切都好的需求，这也许是对看到露辛达身上有绝望与抑郁感受的一种防御。父母工作者小心翼翼地探讨这种可能。L女士能够对此做出回应。这促成了一些确认信号和一些对话，他们简短地谈到她最近失去了自己的母亲，家族生意也失败了。父母工作者还聚焦于让L女士打开内心空间，让她想一想她自己的以及

女儿的抑郁感受，并提出让露辛达父亲下次陪L女士一同出席
治疗的可能性。

　　在两周之后的下一次会面中，L女士再次独自出现了。他们
讨论了露辛达的状况，特别是两周前在露辛达的治疗结束时发
生的不快事件，露辛达变得很生气，并威胁想再次过量服药。他
们还讨论到露辛达的父亲L先生从未出席过父母工作的事实，
其实他从未来过门诊，尽管他在露辛达短期住院期间一直陪在
旁边。L女士似乎对继续邀请他来很热心。继上一次在父母治疗
中谈到一些想法之后，L女士与父母工作者更深入地探寻了L
女士失去母亲一事，露辛达是如何体验这个丧失的，以及这件事
对L女士当母亲的能力有何影响。这又联系到L女士产后抑郁
症的经历，这发生在露辛达2岁时，也是她的弟弟出生之后。他
们考虑并讨论了露辛达那时对妈妈的体验可能是什么。

　　三周之后的下一次治疗，L女士和L先生一起出席了。父
母工作者得知这是L先生的第一次治疗经历，之后则讨论到近
期他们夫妻之间和家庭内部的张力。L女士谈及在之前的治疗
中讨论到的一些事情。第一次联合治疗的焦点放在近期的丧失
和露辛达的抑郁症对他们夫妇产生的影响上面，并从情绪角度
来看待他们为人父母的能力。L先生直言不讳地谈到，露辛达服
药过量带给他的震惊和伤心，以及他并不愿意在最初的毁灭性
震惊之后，去思考女儿持续体验到的抑郁。在此转机出现了，这
让他们作为父母双方的心理空间再次得到恢复。

　　四周之后的下一次治疗，L女士和L先生再次一起出席了
治疗。L先生现在看起来放松了，他有机会反思家庭关系以及丧
失对他们的影响。在这次会面中，讨论很快转向露辛达的抑郁，
它发生在露辛达的发育进入青春期的大背景下。这又联系到她

2岁时的体验，当时L女士患有产后抑郁症，而L先生也忙于照顾新生儿和抑郁的妻子。讨论更多地涉及了新的发展带来的挑战，这不仅仅对于露辛达、也是对于整个家庭而言，这正值他们最大的孩子开始向更独立的生活方式迈进，并寻求青春期的身份认同之际。对于L先生和L女士作为夫妻的俄狄浦斯议题也被谈及。这让L先生开始反思他自己的青春期体验，他曾试图在父亲缺失的背景下，让自己远离与母亲的关系。

L先生和L女士继续作为夫妻同时出席治疗，他们的治疗频率变成了每月一次。在最初几次治疗中出现的议题被仔细地检视和更深地加以探索。似乎单独的夫妻治疗也没有必要了，尽管他们二人都很有兴趣来探索保持对话的方式，更多地思考如何帮助露辛达度过发育的青春期。

不可避免地，有些父母表面上同意出席父母工作治疗，事实上却并不出现。有些时候，这是一再重复的模式。在这种情况下，关键是父母工作者要下定决心努力联络不情愿的父母。根据每一个案的具体情况、与父母的关系的实质以及工作的进度，可以决定用打电话还是写信的方式联络。

对失败与脱落的涵容

患有重度抑郁症的青少年，特别是那些曾经经历过高水平的情感剥夺和代际困扰的青少年，可能极难接受治疗师的承诺和关注。他们可能痛苦地无法相信成人世界或者同伴关系，缺乏对涵容的认识（Bion, 1962a），甚至为了排空和释放而非理解的目的去涵容。对于这些青少年，在STPP中发展出这样一种认识可能会让他们感觉非常出乎意料。然而对于一些人来说，投入任何一种人类关系可能都会有痛苦的感觉，因而治疗会被感受为不可忍受或者变得不可忍受。这些患者可能会缺席很多次治疗，或者尽管治疗师尽了全力仍会脱落。他们之所以这样做可能是在见诸行动，感觉被抛出了成人的心智（或者被抛出成人的生活，事实上有大量被驱逐或被抛弃的青少年，如那些由国家来照顾的孩子）。这样的青少年不大可能拥有父母或照顾者的支持，以坚实地支撑 STPP 的工作（例如，鼓励出席治疗）。

17岁的托尼，父母长期吸毒，他的父亲最近过世了。托尼开始跟妈妈吵架并离家出走。一次他也吸食过量毒品，结果被送往当地的急诊，此时社会服务开始介入。他被社会工作者转介来做治疗，他们描述他为"幸存者"，并很担心他抑郁了。他暂时住在姨妈家里，位于城市的另一个区域并远离朋友们，同时他等待着被分配到一间宿舍。

他最早的治疗师是一位男士，但托尼丧气地发觉他的 STPP 治疗师是一位女士。尽管那位治疗师跟他详细地讨论了转诊事宜，在首次治疗中他还是跟 STPP 治疗师说，他没有被告知他将进入什么样的治疗，并补充说他没有选择。他发觉自己很难开口，但他的确说了，自从父亲死后，他感觉很难集中注意力。他说自己不喜欢被问问题。他看上去容易被忽视，且状态不好。

在首次会谈的结尾，时间到了他却没有起身离开，而是静静地瞪着治疗师很长时间。她感觉不舒服并担心他，于是联系了精神病学家。与此同时，托尼去当地医院就医，尽管他扬言要自杀，但他还是被放回姨妈家照看，医院也并没有与国民健康诊所取得联系。他的姨妈受不了了，因此托尼很快就无家可归了。他的治疗师没有任何办法与他取得联系，社会工作者似乎也毫无头绪。

几周之后，托尼联系团队的精神病学家，提出吃药的要求。之后他再次出现，连续出席了两次 STPP 治疗，但都在抱怨"没用的"（男性）精神病学家，并威胁吞下他随身携带的安眠药，以此来折磨治疗师。治疗师极度警觉，在督导中她的状态也非常不好，在与托尼的治疗中她无法思考，也无法写下治疗过程，她甚至感觉自己快要得精神病了，所有东西都让她觉得遥远。督导小组认为，这种缺乏空间的状态可能非常好地回应了托尼与吸毒父母在一起的体验。我们可以看到，其核心交流是托尼对无人能帮到他的恐惧，的确，治疗师也感到无法帮他。多重的丧失，失去父亲、失去家庭、失去在学校中的位置，这些联合起来阻断了他产生任何涵容的感受。治疗师的主要任务似乎就是调动专业团队，因为专业团队的内部沟通系统崩溃了，这可能是源于托尼的严重分裂和投射，而他们没能考虑到这一切。最终，托尼被安排了一个宿舍床位，他也能去精神病学家那儿就医了，因为他想通过吃药来让自己"感觉更受控制"。如果精神病学家和治疗师能够更紧密地合作（他们不在同一个诊所工作，因此托尼不得不跑到两个不同地方赴约），那么托尼也许能够出席治疗。正如事实所示，治疗框架似乎只能提醒他，他的生活现在看上去有多么愚蠢，而这吓坏了他。

与这样被高度情感剥夺的青少年患者工作令治疗师感到枯竭，这也是对督导师的挑战，督导师需要支持治疗师，同时也要留意我们工作中的最黑暗之处，通过帮助治疗师面质这一切，可以让青少年感觉更好地被涵容、治疗和拯救。然而我们不应忘记，这样的青少年在帮助之下开始相信一个有所帮助的成人，或开始拥有自己的思考能力，其影响可能是巨大和深远的。

16岁的普莉希拉是三个孩子中最大的那个，她母亲是个单亲妈妈。她有两个弟弟，一个15岁，有自闭症不会说话；另一个更小，发育迟滞。在转介时她非常抑郁，几乎无法说话。她感觉生活"毫无意义"，来治疗就是在浪费治疗师的时间。她说唯一有帮助的是上网跟朋友聊天，而且她也不得不照顾弟弟妹妹，因为她的妈妈病了。

治疗师意识到，普莉希拉是如何激发了自己身上的温暖和哀伤感，于是治疗师谈到普莉希拉的孤独以及希望被理解。之后，普莉希拉说她的确想来，但不知道该怎么说。很快她们就清楚了，她其实非常生妈妈的气，最近妈妈试图隐瞒她怀孕的事，却以流产告终。家中的这种情况让普莉希拉不得不照顾每一个人。

普莉希拉经常因为要照顾弟弟们而取消治疗，她的治疗师为她安排了每周的短信提醒，由诊所管理人员发出，以帮助维护治疗师是她可资利用的现实。尽管治疗经常出现间断，但普莉希拉通过谈话来帮助自己的愿望从未曾令她失望。

她的父亲因为妈妈有同性恋的婚外情而离开了家，她的自闭症弟弟因为特殊而剥夺了她大部分的童年，但渐渐地，她对父亲和弟弟的愤怒也让位于探索青春期的小小步伐。普莉希拉很笃定自己是个彻底无趣的人，总是被排除在青少年的兴奋生活之外，然而有一天，在连续缺席三次治疗之后，她顶着一头蓝色头发进来了，并要求改变治疗时间。这是为了配合学期已经结束的事实：她想白天早点儿来，好有时间做其他事情！

抓住治疗的潜在价值，似乎已经对这个姑娘产生了特别有意义的影响，她开始感觉到别人对自己是感兴趣的，进而相信自己也是个有趣的人。

后　记

　　早在2009年，本书的作者们就初次聚首，开始写作一本关于抑郁青少年短程精神分析心理治疗（STPP）的手册。IMPACT实验（Goodyer et al.，2011）有充足的资金支持，之前的临床实验（Trowell et al.，2007）也为这种方法的有效性提供了证据——尽管样本数相对较小——因为这项研究也使用了治疗手册（Trowell，Rhode，& Hall，2010），但仍然有相当多的工作需要完成。在这两项研究中，STPP手册撰写小组的成员们在各种不同的临床设置下，都有着与抑郁青少年工作多年的临床经验，然而对于我们中的大多数人而言，这是我们第一次参与这么大规模的研究工作，特别是参与撰写一本治疗手册。我们期待创造出一个什么样的文本呢？

　　平心而论，传统意义上的精神分析行业对治疗手册并不持有特别好的看法（Taylor，2015）。但在循证实践运动崛起的大背景下，对治疗手册出现了越来越多的需要，特别是，强调将随机对照试验作为评估治疗有效性的一部分。治疗手册在研究中受到重视是因为，它为治疗干预提供了一个可重复的系统性方法，并支持临床实验的一个主要特征：测量被研究的治疗的信度（Perepletchikova & Kazdin，2005）。毕竟，如果你说不出一种治疗蕴含着什么，那么说这种治疗是否有效又有什么意义呢？

　　然而出于众多原因，很多临床工作者长期对手册持怀疑态度，他们往往认为手册不灵活、死板，并限制了治疗师依每个来访者的不同需要来调配自己的干预（Barron，1995；Strupp & Anderson，1997）。治疗手册还被批评对治疗关系有潜在的破坏性（Arnow，1999），并被视为特别不适合结构性弱的治疗方法，诸如精神分析心理治疗，其核心成分就是治疗师的临床直觉和创造性。例如，Goldfried 和 Wolfe（1998）就曾指出，精神分析心理治疗师的核心技能与手册化的治疗观点相悖，而其他人也认为精神分析治疗的手册化是在过度简化来访者与治疗师之间丰富的动力（Addis & Krasnow，2000）。

因此，我们小组心怀忧虑地开始了这项工作。在试图抓取这一过程的某些体验的一项研究中（Henton & Midgley，2012），一位独立研究者采访了 STPP 手册写作小组的成员。很多人在采访中提到自己感觉气馁、犹豫和经验不足。写作小组的一位成员这样说："一个人如何能在公共领域恰当地呈现非常私人化的活动呢，这就是问题所在。而且这也的确激起了各种各样的焦虑，因为我们希望确信自己可以恰当地实践……"（p.207）。同样地，我们之后采访了一些 STPP IMPACT 治疗师，很多人也提到自己因如何"在手册指导下工作"而非常紧张。当被问及提到治疗手册会想到什么时，一位治疗师回答："有点死板，你知道，不得不恪守书本，而非自由发挥。"另一位治疗师说，在开始 IMPACT 实验的工作之前，她根本"不明白怎么能写出一本（精神分析心理治疗）手册"（Vadera，2014）。

我们大家作为一个小组如何克服这些疑虑呢？正如我们的一位成员所说："我们教育自己——我们必须读文献、理解，并抓住问题。"（Henton & Midgley，2012，p.208）。其中的一项任务就是要理解这应该是一本什么样的治疗手册。在写作过程中，我们的一位成员这样解释：

> 一本规范的手册应该告诉你做这些，不能做那些……你要在治疗中教育自己。另一种思考方式是，描述并抓取通常的做法……提供一个框架，围绕着它你可以说……如果这么做，就

是心理治疗的样子；如果那么做，就不是 STPP 了（Henton &
Midgley，2012，p.209，强调原创）。

　　我们对于希望写出什么样的治疗手册达到了一定程度的共同理解，
并且对于为什么要写它达成了共识，而写作过程本身是非常鼓舞人心的，
并提供了一个机会来反思我们的工作，尝试对于用 STPP 来治疗青少年
的核心因素达成共识。使用手册的治疗师也报告了正面的体验（Vadera，
2014）。他们的体验与研究结果相互佐证，即很多治疗师在亲自使用治疗
手册之前倾向于对它持负面看法，但在有机会亲自使用治疗手册之后，他
们会发展出更为正面的态度（Forbat，Black，& Dulgar，2015）。这也在精
神分析治疗师那里得到了验证。例如，Busch、Milrod 和 Sandberg（2009）
发现，直接参与手册写作会使人对实际使用治疗手册发展出更丰富的理
解，并似乎挑战了他们自身的先入之见；而 Taylor（2015）认为，基于为
塔维斯托克抑郁症研究写作手册的体验（TADS，Fonagy et al.，2015），这
样的手册为精神分析理论的发展做出了极大贡献。类似的轨迹也发生在
我们的工作中，一些参与 IMPACT 实验的儿童心理治疗师谈到我们的手
册时认为，它是"有操作性的"和"有用的资源"（Vadera，2014），他们的
工作有赖于这本手册，而不会感觉自己好像在被指导"如何当一个儿童心
理治疗师"。
　　本书所呈现的工作就是这样一个过程的结果，它也进一步由那些为
IMPACT 实验工作的临床工作者们所丰富和扩展，对此做出贡献的还有
在挪威使用 STPP 手册作为他们自己研究基础的同行们，他们的研究称
为"对青少年移情工作的首次实验研究"（FEST-IT；Ulberg，Hersoug，&
Hoglend，2012）。通过督导会谈和将使用手册的治疗师定期聚起来，我们
得到了很多关于手册的反馈，比如，哪些地方还不够详尽，哪些重要方面
缺失了，哪里我们根本就搞错了。在编辑 Jocelyn Catty 的大力支持下，小

组得以完善和修改这本手册，并对来自 IMPACT 实验的综合案例进行改编以丰富这本手册。

　　本书是我们的一次尝试，旨在分享我们在用精神分析的方式对抑郁青少年进行有时限的工作时所学到的内容。它也成为越来越多的治疗手册之一，尝试描述儿童青少年的精神分析治疗，这包括 Milrod、Busch 和 Shapiro（2004）在用心理动力方法治疗青少年惊恐障碍上的重要工作；Gottken 和 von Klitzing（2014）的短程精神分析儿童治疗（Psychoanalytic Child Therapy，PaCT）手册；Hoffman、Rice 和 Prout（2016）对有外化问题的儿童进行聚焦调节心理治疗的手册。尽管这些手册非常不同，但每一本书都试图提供清晰、富有临床意义的儿童青少年精神分析治疗范例。

　　有很多种原因让我们希望本手册更广为人知。首先，我们希望跟更多的人分享用精神分析治疗儿童青少年的一些体会，这有助于去神秘化我们工作中的某些元素。同时我们知道，像这样的治疗手册提供了实证研究的基础，这是儿童精神分析心理治疗领域迫切需要的。我们希望在 IMPACT 的结果发布之时，能为我们带来更多理解，STPP 可以让什么样的青少年获益，而什么样的青少年无法从中获益。在此过程中，IMPACT 临床实验的数据将与其他"兄弟"研究的数据相结合，探索参与实验的青少年及其家庭体验如何（IMPACT-ME；Midgley，Ansaldo，& Target，2014），并探讨青少年抑郁症的遗传和神经科学方面的研究（Hagan et al.，2013），这些因素如何调节对治疗的反应，而成功的治疗干预又如何改变这些因素。希望将这些不同类型的数据放在一起，能够让我们更加理解：青少年抑郁症的实质；影响治疗结果的关键性缓解因素和调节因素是什么；解释心理治疗帮助成长和发展过程的改变机制是什么。我们希望研究者能反馈更为具体的有关 STPP 的问题，包括移情解释的角色是什么（这个问题是挪威的 FEST-IT 研究特别关注的）；为什么某些青少年会脱落（目前一位博士生正在研究 IMPACT 及 IMPACT-ME 的数据）；以及青少年短程精神分析治疗中父母工作的角色是什么。

我们希望不仅仅是研究者们继续从事这样的研究。在未来的几年中，同样重要的是，让儿童心理治疗师们也参与到 STPP 中，看看 STPP 是否能成功地在不同临床设置下开展，为不同的抑郁青少年提供服务。儿童心理治疗师协会对这一治疗模式提供了极大的支持，包括建立一个落实小组，在全英国协助创建了 STPP 督导组的网络，以支持临床工作者的 STPP 工作，和促进这一模式的发展。一些小组还希望探索本书所提供的 STPP 模式是否适用于其他临床人群，例如自伤的青少年或患有进食障碍的青少年，甚或开始出现人格障碍的青少年。如果可能，需要对此模式做出哪些修改，这样的工作有效程度又如何？另外一些人希望发现，培训专业程度不那么高的专业人员从事 STPP 是否可行。初步分析 IMPACT 实验的治疗录音已经显示出，英国的合格儿童青少年心理治疗师，尽管迄今还没有太多在治疗手册指导下工作的经验，但也能够提供相对高水平的治疗信度。然而，鉴于英国的儿童心理治疗师很有限——其他国家也是如此——我们应该考虑培训具有适当临床经验和个人体验的其他专业工作者学习 STPP 模式，并评估这些专业程度不那么高的专业工作者是否能够以同样有效的方式提供治疗。如果有一天，STPP 能像英国的儿童与年轻人心理治疗服务改善（CYP-IAPT）项目一样作为全国性的项目加以推广，那么这个问题就会非常重要，因为英国南伦敦儿童与青少年心理健康与服务机构（CAMHS）中的专业人员数量是相对有限的。如果这一模式能够被证明是有效的，那么儿童心理治疗师就可以提供更多的服务，通过向更广泛的 CAMHS 工作人员提供培训和持续的督导来提供 STPP 治疗。然而，这样的发展会奏效吗？会导致治疗质量丧失从而付出让青少年的治疗结果更差的代价吗？

随着这些问题的逐步解决，我们希望这本 STPP 手册的出版不仅仅是一项长期却充满回报的工作的结束，也是一项全新领域的工作的开始——所有这一切最终能够促进儿童青少年的心理健康和福祉。

Nick Midgley

关于儿童心理治疗师协会

儿童心理治疗师协会（ACP）是英国精神分析取向儿童青少年心理治疗师的主要专业组织，并在专业标准委员会（Professional Standards Authority，PSA）注册。它成立于1949年，目前有900多位会员在英国及海外工作。精神分析心理治疗在国际上得到了广泛的认可，在ACP注册的儿童心理治疗师都已完成至少持续四年的英国国家健康体系儿童心理健康培训，因此都经验丰富，能够对最为复杂的困难和障碍加以工作。ACP会员可以针对一系列复杂的心理困难和障碍，与儿童、青少年、父母、家庭进行个体或团体工作。

ACP会员具有相当丰富的经验，可以治疗以下问题：

- 焦虑
- 依恋问题
- 虐待
- 自伤
- 进食障碍
- 抑郁
- 创伤
- 寄养与收养的儿童青少年

ACP 会员还为教育、社会福利、义务服务等领域的专业人士提供指导。

ACP 致力于在英国国家健康体系、社区和私人环境中，促进和保持高水平的儿童青少年精神分析心理治疗。它旨在通过以下途径实现上述目标：

- 维持和指导 ACP 认证的培训，以及会员的持续专业发展；
- 与公众以及一系列其他组织紧密合作，包括相关的专业团体，以增进公众对儿童青少年精神分析心理治疗的意识和理解，及相应的需求；
- 保护公众免遭会员在临床实践中的不当行为和违反伦理的行为。ACP 通过提供伦理委员会来实现这一点，它由大多数业界人士所组成，以监控专业行为与伦理条例的执行情况。

参 考 文 献 *

AACAP (2012). Practice parameter for psychodynamic work with children. *Journal of the American Academy of Child & Adolescent Psychiatry, 51* (5): 541-557.

Abbass, A. A., Hancock, J., Henderson, J., & Kisely, S. (2006). Short-term psychodynamic psychotherapies for common mental disorders. *Cochrane Library*.

Abbass, A. A., Rabung, S., Leichsenring, F., Refseth, J. S., & Midgley, N. (2013). Psychodynamic psychotherapy for children and adolescents: A meta-analysis of short-term psychodynamic models. *Journal of the American Academy of Child & Adolescent Psychiatry, 52* (8): 863-875.

Abbass, A. A., Town, J., & Driessen, E. (2011). The efficacy of Short-Term Psychodynamic Psychotherapy for depressive disorders with comor- bid personality disorder. *Psychiatry: Interpersonal and Biological Processes, 74* (1): 58-71.

Abraham, K. (1924). A short study of the development of the libido, viewed in the light of the mental disorders. In: *Selected Papers on Psychoanalysis* (pp. 418-501). London: Hogarth Press, 1927.

Addis, M. E., & Krasnow, A. D. (2000). A national survey of practicing psychologists' attitudes toward psychotherapy treatment manuals. *Journal of Consulting and Clinical Psychology, 68*: 331-339.

Alvarez, A. (1992a). *Live Company: Psychoanalytic Psychotherapy with Autistic, Borderline, Deprived and Abused Children*. London: Routledge.

Alvarez, A. (1992b). The necessary angel: Idealization as a development. In: *Live Company: Psychoanalytic Psychotherapy with Autistic, Borderline, Deprived and Abused Children* (pp. 118-126). London: Routledge.

---

* 为了环保，也为了节省您的购书开支，本书参考文献不在此一一列出。如果您
需要完整的参考文献，请通过电子邮箱1012305542@qq.com 联系下载，或者登录
www.wqedu.com 下载。您在下载中遇到问题，可拨打010-65181109咨询。

Alvarez, A. (2012). *The Thinking Heart: Three Levels of Psychoanalytic Therapy with Disturbed Children*. London: Routledge.

Anastasopoulos, D. (2007). The narcissism of depression or the depression of narcissism and adolescence. *Journal of Child Psychotherapy, 33* (3): 345-362.

Anderson, R. (2008). A psychoanalytical approach to suicide in adolescents. In: S. Briggs, A. Lemma, & W. Crouch (Eds.), *Relating to Self-Harm and Suicide: Psychoanalytic Perspectives on Practice, Theory and Prevention* (pp. 61-71). London: Routledge.

APA (1980). *Diagnostic and Statistical Manual of Mental Disorders, Third Edition (DSM-III)*. Washington, DC: American Psychiatric Association.

APA (2013). *Diagnostic and Statistical Manual of Mental Disorders, Fifth Edition (DSM-5)*. Washington, DC: American Psychiatric Association.

Arnow, B. A. (1999). Why are empirically supported treatments for bulimia nervosa underutilized and what can we do about it? *Journal of Clinical Psychology, 55:* 769-779.

Bailey, T. (2006). There is no such thing as an adolescent. In: M. Lanyado & A. Horne (Eds.), *A Question of Technique: Independent Psychoanalytic Approaches with Children and Adolescents* (pp. 180-199). London: Routledge.

Barron, J. (1995). Treatment research: Science, economics and politics. *Independent Practitioner, 15*: 94-96.

Bell, D. (2008). Who is killing what or whom? Some notes on the internal phenomenology of suicide. In: S. Briggs, A. Lemma, & W. Crouch (Eds.), *Relating to Self-Harm and Suicide: Psychoanalytic Perspectives on Practice, Theory and Prevention* (pp. 45-61). London: Routledge.

Bemporad, J., Ratey, J., & Hallowell, E. (1986). Loss and depression in young adults. *Journal of the American Academy of Psychoanalysis and Dynamic Psychiatry, 14*:167-179.

Bibring, E. (1953). The mechanism of depression. In: P. Greenacre (Ed.), *Affective Disorders: Psychoanalytic Contributions to Their Study* (pp. 13-48). New York: International Universities Press; reprinted 1961.

Bibring, E. (1954). Psychoanalysis and the dynamic psychotherapies. *Journal of the American Psychoanalytic Association, 2*: 745-770.

Bick, E. (1968). The experience of the skin in early object relations. *International Journal of Psychoanalysis, 494*: 484-486. Reprinted in: A. Briggs (Ed.), *Surviving Space: Papers on Infant Observation* (pp. 55-59). London: Karnac, 2002.

Bick, E. (1986). Further considerations on the function of the skin in early object relations: Findings from infant observation integrated into child and adult analysis. *British Journal of Psychotherapy, 2* (4): 292-299. Reprinted in: A. Briggs (Ed.), *Surviving Space: Papers on Infant Observation* (pp. 60-71). London: Karnac, 2002.